서비스 리더(Service Leader)

병원코디네이터

SERVICE LEADER

병원코디네이터

박정민 저

정림사

머리말

의료서비스는 크게 본질적인 서비스와 부가적인 서비스로 나눌 수 있습니다. 고객은 본질적인 서비스를 이유로 병원을 찾지만 부가적인 서비스 요인으로 재방문을 결정합니다.
본질적인 서비스란 환자가 병원을 찾는 근본이유인 질병의 예방과 치료이고, 부가적인 서비스는 본질적인 서비스 이외의 부분인 진료절차, 진료환경, 직원의 감성응대, 시설이용의 용이함 등입니다.
그리고 무엇보다 병원을 찾는 고객은 자신의 몸과 마음을 위로받고 치료받기를 원합니다.
이를 위해서는 역량과 열정을 가진 의료서비스 산업인력과 그들을 이끌어 줄 올바르고 정확한 교육과 지침이 필요합니다.
현재의 의료서비스 환경은 고도로 전문화, 분업화 되어있고 의료서비스 인력은 기존의 치료, 치유의 개념을 넘어 고객관리, 전문상담, 병원마케팅까지 그 영역이 확대되고 있습니다.
본서가 병원서비스인의 개인적 발전과 병원의 발전에 보탬이 되기를 바랍니다.

2009년 1월

저자 씀

목 차

제1장
병원의 고객만족 경영

1. 병원 경영 환경의 변화

과거 병원이 많지 않고 의사가 귀했던 시절에는 비영리조직인 병원을 운영하는데 있어 굳이 일반 기업체에서 필요한 경영이라는 복잡한 의사결정을 하지 않아도 병원이 생존하는데 아무런 문제가 없었다. 그러나 의사인력의 배출증가, 의료기관의 개설증가는 의료의 양적 팽창으로 이어져 경쟁력 없는 병원은 도산할 수밖에 없는 상황에 이르렀다. 즉, 병원경영 패턴이 공급자(의료기관)중심에서 수요자(고객)중심으로 바뀐 것이다. 그 외에도 근래의 병원의 경영환경에는 어떠한 변화들이 있는지 알아보자.

1) 물리적 환경의 변화

병원의 물리적 환경이란 병원이 통제할 수 있는 환경요인들을 말하는데 병원 시설, 대내외 홍보, 인건비 등이 있다. 병원 시설 환경은 외부환경과 내부환경으로 나누는데 외부환경은 특히 신규고객을 끌어들이는데 있어 중요한 역할을 하며, 내부환경은 외부고객과 내부고객의 만족과 직결한다.

외부환경의 변화로는 병원서비스의 무형적인 특성으로 인해 고객들이 구매 전 서비스나 구매 후 만족을 평가하는데 가시적인 물리적 환경에 의존하는 경향이 강하므로 좋은 병원 이미지를 만들기 위한 시설 투자가 많이 이루어지고 있다. 하지만 현재는 대부분의 병원들이 고급 인테리어와 최첨단 장비들을 갖추고 있다는 점 또한 간과해선 안 되겠다.

내부 환경 변화는 다음과 같다.

첫째, 그 동안 병원 운영에서 소홀히 다루었던 비용의 효율성에 더욱 관심을 갖게 됨

둘째, 서비스나 시장세분화와 관련하여 수익성을 측정할 수 있는 더 좋은 수단을 개발

셋째, 현재의 수용능력을 재배치

넷째, 의료진을 포함한 모든 구성원들과 관계를 강화

다섯째, 환자들이 병원에서 겪게 되는 모든 경험과 관련하여 만족을 극대화

여섯째, 공중에의 노출에 관심을 갖고 활동적이며 신뢰성 있는 지역사회를 돌본다는 이미지창출

일곱째, 병원들은 능률적이고 효과적인 구매와 준거집단 창출, 시설 및 의료진의 전문가 배분을 위하여 더욱 협조관계가 조정 될 것임

2) 과업 환경의 변화

가) 고객의 변화

병원이 가장 관심을 갖는 과업환경으로 고객을 들 수 있다. 그런데 고객은 지속적으로 변화하고 있으며 고객의 눈높이에 맞추기 위하여 병원도 변화하지 않으면 안 된다. 오늘날 교육수준이 높아지고 지적수준이 향상되면서 환자의 개념으로 진료와 서비스에 대해 수동적인 존재에서 직접 참여하고 평가하는 능동적이고 적극적인 존재로 변화하였다.

① 빠른 정보수집

정보통신의 발달과 멀티미디어의 발달로 인해 많은 정보와 유익한 정보를 쉽고 빠르게 접할 수 있게 되어 고객들의 판단과 행동에 많은 영향을 주게 되었다. 따라서 의료인들의 전문분야로 독립적인 영역이라 할 수 있던 의학지식은 과거와 달리 의료정보가 일반인들에게 쉽게 보급되면서 많은 부분이 보편화 되었다. 이로 인해 병원을 찾는 고객의 행동 또한 진료에 적극 참여하는 모습을 보이게 되었다.

② 고객의 수준 향상

고객의 생활수준과 교육수준이 높아지면서 질적인 병원서비스에 대한 기대가 높아졌다. 특히 선진화된 병원서비스를 직·간접적으로 접

하게 된 고객들은 질병의 치료뿐 아니라 삶의 질을 높이기 위한 심미적 또는 예방차원의 웰빙을 위한 고급 의료서비스를 요구하고 있다.

③ 인구의 변화

낮은 출산율과 평균수명의 향상은 이미 시작되었다. 65세 이상의 인구가 전체인구의 7% 이상일 때를 고령화사회, 65세 이상의 인구가 전체인구의 14% 이상일 때를 고령사회, 65세 이상의 인구가 전체인구의 20% 이상일 때를 초고령사회라 하는데 우리나라는 2001년에 이미 고령화사회로 진입했고 2022년에는 고령사회, 2030년에는 초고령사회가 될 것으로 예측하고 있다. 피터 드러커 박사는 'Next Society'에서 2030년이 되면 60세 이상의 인구가 50%를 근접하고, 평균수명은 100세에 이를 것이라 말한다. 따라서 실버층을 겨냥한 의료서비스는 증가 할 수밖에 없고, 무엇보다 지금까지 존재하지 않았지만 앞으로는 발생할 고객들의 다양한 니즈를 다각도로 연구해야만 할 것이다.

④ 소비자 의식 향상

전반적 소득수준의 향상에 따른 의료 이용자들의 의료에 대한 높은 기대와 고급화 성향, 의학지식의 대중화와 권리 의식의 향상에 따른 의료 이용자들의 능동적인 역할 변화는 의료서비스에 있어서도 고객의 욕구와 선택이 중요한 요소로 받아들여지고 있다.

그리고 고객의 생활수준, 교육수준 향상과 함께 1960년대 이후 지속적으로 펼쳐진 소비자 운동에 힘입어 병원의 고객들은 소비자로서의 수준이 높아졌고, 그에 따라 소비자 행동을 적극적으로 하게 되었다. 더욱이 인터넷 게시판, 소비자보호원, 병원의 VOC(Voice of Customer) 창구 등을 통한 소비자의 표현의 기회 확장으로 소비자(고객)로서의 의식이 향상되었다.

나) 의료시장의 경쟁 심화

의료 기관의 수적, 양적 증가로 인하여 의료기관 간의 경쟁이 심화되고 있고 의료기관 평가제의 시행으로 더욱 자극을 받고 있으며 이는 의료기관의 경영수지 악화로 이어지고 있다.

① 의료사업 규모 팽창

대기업이 거대자본과 경영기법을 발판으로 의료사업 분야에 진출을 하면서 의료시장의 판도가 많이 달라졌다. 따라서 기존의 병·의원들도 전문 클리닉화, 체인화, 그룹화, 대형화 등을 통해 경쟁력 제고에 힘을 쏟고 있다. 한의원이 비만전문, 아동전문 등으로 피부과가 아토피전문, 모발이식전문 등으로 전문 클리닉화 되고, 이미 개원해 진료를 하던 닥터들이 한데 모여 공동이름으로 전국 네트웍을 형성하고, 대형메디컬센터에 각 전공이 모두 모여 원스톱 메디컬투어가 가능하게 되었다.

② 의료기관 평가제 시행

보건복지부는 지난 2004년부터 의료기관 평가제를 실시하고 있는데, 해당 병원에 대해 정기평가와 수시평가를 실시하고 그 결과를 공표하고 있다. 2007년부터 시작한 2주기 평가(2007~2009)에서는 종합전문요양기관과 500병상 이상 종합병원을 포함한 86개 대형병원을 대상으로 평가를 실시하고 결과를 발표했는데, 대부분의 언론이 의료기관의 각 평가부문별 A(우수), B(양호), C(보통), D(미흡) 등급을 기준으로 1위부터 86위까지 비공식적인 순위까지 공개하면서 병원별 희비가 극명하게 갈렸다.

또 복지부는 의료기관평가 결과 상당수 병원들의 의료서비스 수준이 개선된 것으로 판단하고 2주기가 끝나는 2010년부터는 인증제로 전환하여 의료기관 평가방식을 전환할 계획이라고 한다. 평가를 신청하는 병원을 대상으로 의료서비스 수준을 평가하고 적정수준 도달 시에는 국가인증기관으로서의 인센티브를 주겠다는 것이다.

제도 자체의 갑론을박은 접어두고서라도 의료기관평가가 의료서비스의 질 향상 활동에 확실한 계기와 동기를 부여하였다는 점과 제도가 점차 진화하여 확대 시행이 되고 있으며 피할 수 없는 현실이라는 점을 직시하고 발빠른 대처와 준비가 필요한 것이다.

3) 거시 환경의 변화

가) 의료시장 개방

의료서비스 시장의 개방에 대해서는 GATS라고 불리는 WTO 회원국 간에 서비스 시장의 개방정도를 정한 약속, 즉 법에 의거하고 있다. WTO의 회원국인 우리나라도 GATS의 약속, 즉 법을 준수할 의무가 있다. 따라서 국내 의료계도 의료시장 개방에 대한 실질적인 대비가 불가피하다. 국내 의료계에서는 특성화된 의료행위 제공과 의료서비스 공급체계화의 다양화를 추구해야 할 것이며, 국내 의료기관간의 연계를 통한 비용절감, 공동관리체계 구축 등 의료체계의 인프라 강화 등을 통한 경쟁력을 강화시키는 쪽으로 대응해야 할 것이다. 현재 정부에서는 제주특별자치도를 제정하여 개방이 현실화되었으며 내국인 영리법인 병원을 추진 중에 있다. 또 외국인 환자 유치법의 통과로 적극적인 의료관광객 유치에 열심인 대구시는 의료관광 상품개발, 의료관광 안내센터 개소, 교육을 통한 인적 인프라 구축 등에 힘쓰고 있다. 만일 민간의료보험까지 도입이 된다면 소비자들의 고급 의료서비스에 대한 욕구는 더욱 높아질 것이다. 의료서비스 시장의 개방은 더 이상 선택의 문제가 아니라 피해갈 수 없는 숙명이라고 볼 수 있다. 그렇다면, 필요한 것은 시장개방에 대응하기 위한 준비에 착수하는 일이다.

나) 정부 주도적 의료보장 정책

우리나라에서는 의약분업과 포괄수가제(DRG)실시, 의료보험 수가에 의한 진료 수가의 통제, 의료보험이나 의료보호 등 의료보장 정책과 관련된 대부분이 정부의 통제를 받고 있다.

의료기관은 설정된 비용 내에서 효율적으로 진료하고 절감된 이익을 갖도록 설계되었으며 이 때 의료비의 절감은 의료의 질을 저하시키지 않는다는 전제하에서 합리화될 수 있다. 그러나 의료서비스를 하나의 묶음 단위로 관리함으로 인한 진료의 규격화나 의료의 다양성 저해, 의료기관들의 비용절감 노력이 의료서비스 제공의 최소화로 이어질 경우의 질 저하, 의료서비스 제공 최소화 경향에 의한 환자와의 마찰, 새로운 기술 개발이나 임상연구 분야의 발전 장애 등이 제시되고 있는데, 이는 모두 의료의 질과 관련이 있는 것이며, 더 나아가 고객 만족에도 영향을 미치게 되므로 이에 따른 병원의 대응책 마련이 필요하다. (윤영아, 2003)

다) 기술 환경의 변화

의료산업에서의 새로운 상품·기술의 개발은 가히 눈이 부시다고 해도 과언이 아닐 만큼 큰 변화 속에 있다. 생명공학기술의 발달, 의료신기술의 개발, 의약품·의료기기의 발달, 원격의료, E-Health 등 IT 첨단기술의 개발 등이 그것이다. 이러한 첨단의료기술은 고가일 뿐만 아니라 장비의 사용가능기간이 짧은 관계로 지속적으로 병원에 도입하여야 하기 때문에 병원경영의 원가상승요인으로 작용할 뿐만 아니라 의료장비의 효율성 저하라는 또 다른 문제를 야기시키고 있다.

2. 고객만족 경영

1) 고객 가치

경영환경은 급속하게 변화하고 있다. 대량시장은 보다 작은 세분시장으로 나눠지고 있으며, 각 틈새시장의 고객은 덜 관대하고 이해심도 없고 충성스럽지도 않으며 제품에 대한 기대는 좀 더 높은 수준, 즉 경영자가 실현 불가능하다고 느끼는 수준까지 높아지고 있다. 이러한 상황에서 기업의 유일한 목표는 '고객가치를 극대화하고 계속적으로 그 가치증진을 위해 노력하는 것'이 되었다.

고객들은 남들과는 다른 것을 요구한다. 또한, 기대 수준이 높아 그들이 실제로 지불하는 비용 이상의 차이를 제공받고 싶어 한다. 이러한 상황 속에서 고객들이 차이를 인식하게 하고 비용 이상의 가치를 느끼도록 하는 것이 고객가치의 창조이다. 다시 말하면 가치창조의 개념은 고객으로 하여금 보다 유용하게 느끼도록 하는 것이다.(권금택, 2005)

가) 고객가치를 위한 서비스 삼각형의 구성요소와 그 역할

서비스 삼각형의 구성요소는 고객을 중심으로 유기적인 연관성을 갖는 서비스에 관한 비전과 전략, 고객지향적 시스템, 제1선 및 지원부서의 조직구성원 등이다. 서비스에 관한 비전과 전략은 고객가치를 이해하고(목표) 그것을 어떻게 제공할지(행동방안)를 지침하는 것으로 한 병원의 구성원 노력의 방향성을 제시하고 시스템을 조정하고 고객에 대한 핵심적 메시지를 조직 전체에 전파한다.

고객지향적 시스템은 전략을 개발, 실행, 통제함으로써 구성원의 노력을 지원하기 위한 것으로 기업의 효율보다는 고객편의를 강조해야 한다.

제1선 및 지원부서의 구성원은 고객가치를 제공하는 데 필요한 지식, 기능, 서비스 정신을 갖추어야 하며 항상 고객에 대하여 주의하고 (attentive) 민감해야(responsive) 한다.

나) 고객가치 모델의 구성요소

고객가치 패키지는 다음으로 정리된다. 그러나 병원이 고객가치 패키지를 구성하기 위해서는 고객가치 조사를 통하여 고객의 입장에서 중요한 품질 요소와 각 요소의 가중치를 밝혀야 하는데, 그러한 요소와 가중치의 목록을 고객가치 모델이라고 한다.

고객가치 조사에서 다루어야 할 사항은 크게 네 가지로 구분할 수 있다.

첫째, 고객경험의 어떤 요소들이 특별한 가치를 갖는가?(determinant attributes)

둘째, 각 요소가 다른 것들에 비해 얼마나 바람직한가?(desirability, weight)

셋째, 가치 있는 요소들에서 우리가 경쟁자에 비해 어떤 평가를 받고 있는가?(evaluation)

넷째, 고객경험에 가치를 부가하여 차별적·혁신적 경험을 제공할 수 있는 방안은?

한편 고객가치 모델의 요소들은 대체로 다음과 같은 일곱 가지 범주로 나뉜다.

① 환경적 요소 - 의료서비스를 경험하는 물리적 환경
② 미적 요소 - 감각적 자극이나 분위기
③ 절차적 요소 - 고객에게 요구되는 절차로서 양식 기재, 이동, 대기 등
④ 대인관계 요소 - 친절, 외모, 복장, 능력
⑤ 정보 요소 - 안내표지, 검사 등의 설명서
⑥ 제공수단 요소 - 의료기기, 식사 그릇, 메뉴, 원내 서류 등
⑦ 경제성 요소 - 가격, 지불방법

다) 고객가치 패키지의 거래전, 거래관련, 거래후 요소

고객가치 패키지의 구성 요소들을 여러 가지 기준에 의해 구분될 수 있는데, 그 중 하나는 거래전 요소, 거래관련 요소, 거래후 요소이다.

진료를 포함한 고객가치 패키지에서 거래전 요소는 잠재고객을 대상으로 제공되는 것으로 풍부한 지식과 경험을 갖춘 의료진, 친절하고 예의바른 직원, 고객욕구에 대해 보여주는 진지한 관심 등의 위생 요

소와 충분한 설명, 비교구매를 위한 정보 등의 감동 요소를 포함한다.

거래관련 요소는 거래상에서 고객의 편의와 거래장애 극복을 위해 제공되는 것으로 진료예약, 입원 욕구의 빠른 만족, 커피나 다과의 제공 등과 같은 부대서비스, 편리한 절차와 빠른 원무처리 등과 병실에 제공받는 입원서비스, 병원의 환경적 요인(인테리어, 청소 등)등의 감동요소를 포함한다.

거래 후 요소는 일단 거래가 끝난 후 고객관리와 고객만족의 향상을 위해 제공되는 것으로 직원에 의한 최소한의 사후관리, 필요한 경우 신속한 진료 권유 등의 서비스 요소 등의 감동요소를 포함한다.

라) '보이지 않는 자산'으로서 고객충성의 가치

충성스런 고객은 재무제표 상에는 나타나지 않지만 매우 중요한 병원의 자산이다. 그들은 의료서비스를 구매해 주고, 더욱이 뜨내기 고객보다 많은 양을 지속적으로 구매해 줄 뿐 아니라 이미 만족해 있는 상태이므로 다른 사람들에게 호의적인 구전을 하여 새로운 고객을 유인해 준다. 더욱이 기존고객의 유지비용은 신규고객의 창출비용에 비해 4 내지 5배 정도로 적으므로 수익성 있는 병원의 근거가 되며 '단골고객 프로그램'의 비용을 정당화한다.

2) 고객만족경영

가) 고객만족의 정의

고객만족이란 고객이 제공받은 제품이나 서비스가 고객의 욕구 및 기대를 최대한 충족하는 것을 의미한다. 고객만족은 곧 고객에게 신뢰감을 구축하는 중요한 요소이며 이러한 고객만족은 제품과 서비스에 대한 연속적인 소비로 인하여 제품이나 서비스 제공자로 하여금 매출증가는 물론 그 제품과 서비스가 존속하게 되는 계기가 된다.

<고객만족(CS) 요소>

Hardware적 CS요소	고객이 직접적으로 접하게 되는 물질적인 요소	병원시설, 진료장비, 진료환경, 주차장, 부대시설 등
Software적 CS요소	고객과 직,간접적으로 접하게 되는 무형의 요소	무료진료, 사회적 공헌 정도, 명성, 병원정보 등
Humanware적 CS요소	제품 및 서비스를 제공하는 제공자 즉 직원들과 접하면서 느끼게 되는 요소	직원태도, 복장, 말투, 친절, 처리절차, 전화응대 등

나) 고객만족경영의 정의

수요와 공급의 균형이 무너지면서 고객의 선택은 서비스 질(質)에 따라 그 결정권이 달라지고 있다. 많은 기업들은 신상품 개발이 고객의 선택권을 확장시키고 그러한 활동이 기업의 유지와 성장에 가장 중요한 관건이라고 생각하지만 신상품 개발은 이제 기업이 현재의 활동을 유지하고 성장하기 위한 필수조건이 되어버렸다.

과거처럼 하나의 신상품을 개발함으로써 신상품이 갖게 되는 생명력이 10년 혹은 짧게는 5년 가는 것이 아니라 이제는 불과 몇 개월 가지 않아 경쟁사에서 비슷한 상품을 개발하여 고객에게 내놓게 된다. 그러므로 고객은 결국 비슷한 가격, 비슷한 스타일의 상품을 선택해야 하는 상황에 놓이게 되었다. 이러한 상황에서 고객의 선택을 결정하게 하는 것이 바로 서비스, 즉 고객만족이다.

고객만족경영은 단순한 실천운동이 아닌 시스템적 접근을 의미한다. 즉, 고객정보 데이터베이스, 서비스 포지셔닝, 고객니즈의 신속한 해결, 내부고객(병원직원) 만족이라는 복합적인 경영체계를 통해 고객에게 만족을 주는 시스템을 말한다.

* 고객과의 관계를 우호적으로 하기 위해서는 인간적인 관리를 해야 한다.

고객들과 관계를 맺는다는 것은 정서적으로 사업의 동반자를 얻는 것과 유사하다. 이것은 판매과정을 거래마케팅 대신 관계마케팅으로 취급함으로써 이루어진다. 거래마케팅과 관계마케팅을 흔히 결혼식과 결혼생활에 비유한다. 결혼생활의 성공은 결혼식이라는 한 번의 관계로 끝나지 않고 그 후에 사랑과 믿음이라는 상호 신뢰에 달려 있다. 이처럼 기업과 고객들 간의 관계도 판매라는 한 번의 관계로 끝나지 않고 판매 후에도 관계를 강화함으로써 고객의 다음 선택을 결정짓게 한다. 판매는 결혼생활의 시작에 불과할 뿐이다.

그러면 무엇이 기업을 성공적인 결혼생활로 유도하느냐? 무엇보다도 인간적인 접촉이 이루어져야 한다. 기업이 한 사람의 고객을 알기 위해서는 실제적인 친교가 있어야 한다. 고객과의 관계를 잘 맺고 있는 기업들은 인간적 접촉의 가치를 잘 알고 있다. 고객과의 관계는 기업의 가장 중요한 무형의 자산이다. 이와 더불어 기업은 충성고객관리 프로그램도 운영해야 한다.

* 가치창조자로서 직원의 동기를 유발해야 한다.

기업이 당면하는 어려움은 무엇보다도 사람의 관리이다. 기업이 고객에게 초점을 두면 둘수록 조직구조와 직원들의 태도, 습관 등이 고객만족을 가로막는 장벽이 된다. 그런데 문제는 기업들이 외부고객에게는 관심을 기울이는 반면에 내부고객인 직원들에게는 그만큼 관심을 부여해주지 않는데 있다. 대직원 관계와 대고객 관계는 대등하고, 이들의 관계는 상호 밀접한 관계에 있다. 때문에 기업이 그들의 내부자원을 잘못 관리하면 재정적 손실을 초래할 수도 잇는 것이다.

기업의 내부 직원도 기업의 고객이다. 고객과의 관계는 과정의 연속이기 때문에 과정속의 직원 모두가 기업의 고객이 된다. 내부고객의 만족 없이는 외부고객의 만족 또한 없기 때문에 직원의 의식을 자극할 필요가 있다.

* 서비스 질을 높은 수준으로 유지해야 한다.

고객에게 판매하는 상품의 품질 못지않게 중요한 것은 직원들이 고객들에게 보여주는 주의력이나 관심의 질이다. 고객들에 대한 직원들의 관심과 배려가 중요하다. 미국품질관리협회는 상품의 구매에서 중요시하는 요소들을 조사하였다. 그 조사에서 서비스 질에 대해서는 정중함, 신속함, 요구가 만족되고 있다는 기본적 느낌, 그리고 서비스 제공자의 좋은 태도 등의 순서로 언급되었다. 고객들은 그들이 개인적인 배려와 관심으로 대우받고 있음을 느낄 때 만족을 느낀다고 볼 수 있다.(김준호, 2007)

다) 고객만족경영 사례

올 한 해 고객만족도를 높이기 위해 가장 애쓴 기업은 어딜까. 한국능률협회컨설팅(KMAC)은 최근 '2008 한국의 경영대상' 고객만족경영대상 수상 기업을 선정해 발표했다.

올해 수상 회사들의 특징은 전사적인 차원에서 고객만족활동을 하나의 문화로 정착시켜왔다는 것. 특히 최고경영자(CEO)가 강한 의지를 갖고 설명회 등 사내교육에 힘쓴다는 점이 공통점으로 꼽혔다. 또 대부분이 지난 2000년대 전후 고객서비스(CS) 성숙기 이전부터 고객만족경영이념을 반영해왔다는 점도 특징적이다. 더불어 자사의 취약점을 파악해 지속적으로 개선하고 있으며, 다른 회사와 차별화된 서비스 이미지를 구축하려는 노력도 활발하다고 분석됐다.

김희철 KMAC CS경영 BU(Business Unit)장은 "기업의 끊임없는 고객만족 활동에도 선택받지 못하는 건 고객들이 그 기업을 선택할 뚜렷한 이유를 찾지 못하기 때문"이라며 "경쟁 우위를 확보하기 위해서는 서비스 이미지를 차별화해 고객에게 명확히 전달해야 한다"고 조언했다.

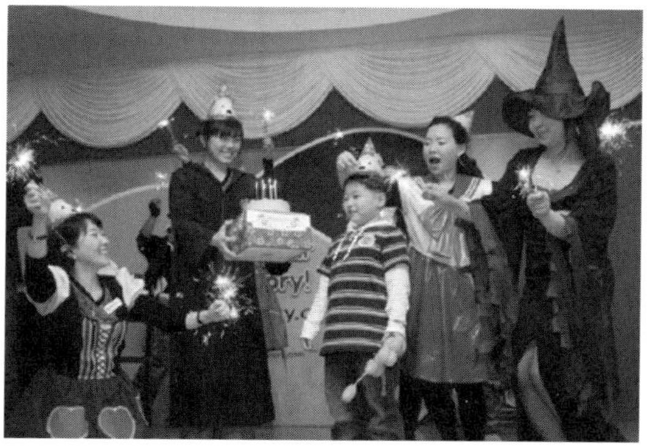

"콘도 신문화" 운동을 전개 중인 한화리조트.

한화리조트 1979년 국내 최초로 콘도미니엄을 건설하며 레저 사업에 뛰어든 뒤 현재 설악, 경주, 제주 등 12개 지역에 직영체인리조트와 골프장, 테마파크를 운영 중이다. '고객 가치를 존중하는 글로벌 레저·푸드 서비스 리더'라는 기업 비전 아래 '가족 사랑'을 브랜드 핵심 가치로 정했다. 2003년부터 추진 중인 '신고객만족경영활동'을 통해 매년 고객들의 요구사항을 수렴하고 이를 이듬해 운영 개선 사항에 반영하는 등 고객지향적인 경영활동을 펼치고 있다. 사원들의 CS 의식을 강화하기 위해 '서비스마스터과정' 등 체계적인 CS 교육 프로그램을 운영 중이며, 고객접점 직원에 대해서는 '서비스리더제도'라는 상시 서비스평가제를 실시하고 있다.

IBK기업은행 '고객중심경영(Only Customer)'이라는 기치 아래 고객만족을 경영의 최우선 가치로 설정하고 고객과 직접 소통하는 현장경영을 표방하고 있다. 전국 중소기업을 찾아 현장의 애로사항을 함께 고민하는 '타운미팅'이 대표적인 사례다. 기업고객에는 자금 지원과 더불어 재무·회계·법무·세무 등 고급 컨설팅 서비스를 제공하는 등 고객에게 실질적인 혜택을 주는 데 주력하고 있다. 또한 기은복지재단을 설립해 난치병으로 고통받는 자녀를 둔 중소기업 근로자에게 치료비를 지원하기도 한다. 더불어 '고객불만제로데이(Zero-Day)' 운동으로 고객 불만을 사전에 예방하고, 이미 발생한 고객 불만 사항은 24시간 안에 해결하도록 하는 '서비스리커버리24(Service Recovery 24)'제도도 운영 중이다.

우리은행 우리은행은 고객 이름을 기억하는 '고객이름부르기' 서비스를 시행하고 있다. 고객리서치 결과 이 서비스는 90% 이상의 고객들로부터 매우 긍정적인 반응을 얻고 있는 것으로 나타나, 우리은행만의 차별화된 전략으로 자리매김하고 있다고 은행 측은 설명한다. '고객이름부르기' 서비스를 중심으로 하는 우리은행의 서비스 테마는 'GREAT'. 다른 은행과 차별화된 서비스를 제공하고자 설정한 다섯 가지 핵심테마로 G는 'Good smile(밝은미소)', R은 'Relationship(고객관심표현)', E는 'Eye contact(고객눈맞춤)', A는 'Address by name(고객이름부르기)', T는 'Thank you(감사의마음)'를 의미한다. 내년에도 '2009 행복만들기'라는 고객행복캠페인을 추진하며 고객만족도 향상에 힘쓸 예정이다.

우정사업본부 고객 중심으로 우정서비스를 혁신하고자 하는 최고경영진의 열의가 우정사업본부의 고객만족경영을 이끌고 있다. 전 조직 구성원들이 CS경영에 참여할 수 있는 문화를 조성하기 위해 본부-체신청-총괄국 각각 CS 역할을 분담해 시스템화했다. 본부 주관의 고객만족경영 추진 전략회의와 워크숍을 개최하는 등 사내 교육프로그램도 운영 중이다. 특히 CS경영을 더욱 강화하기 위해 '2·3·4 우정CS' 운동을 추진 중이다. 이 슬로건은 우정사업 CS경영 재도약(2)을 의미하며, 외부·내부·협력고객(3) 모두를 대상으로 전 직원이 4가지 실천운동(4)을 적극 추진하자는 뜻으로 '미소(Smile)·전문성(experTise)·실천(Action)·개선(Reform)' 운동을 의미한다.

부산광역시 부산광역시의 고객만족 행정 철학은 바로 '행정의 모든 기준은 시민'이다. 이 같은 철학을 바탕으로 '터치 원 서비스(Touch 1 Service)'라는 슬로건을 내걸고, 다양한 행정서비스를 제공해 왔다. 시민 불편 해소 및 다양한 고객 니즈 충족을 위해 즉각적인 민원처리를 위한 '120 바로콜'을 실시한 게 대표적인 예. 민원마일리지 도입 등 프로세스 개선으로 민원처리 시간을 56%나 단축한 것도 자랑거리다. 또한 반복 민원과 시민들의 요구사항이 해결될 때까지 이를 관리하고 평가하는 고객관계관리(CRM) 시스템을 2006년도 지방자치단체 최초로 도입, 시민들의 요구사항을 파악해 서비스를 제공하고, 시민들의 서비스만족도를 공무원 업무평가에 반영하고 있다.

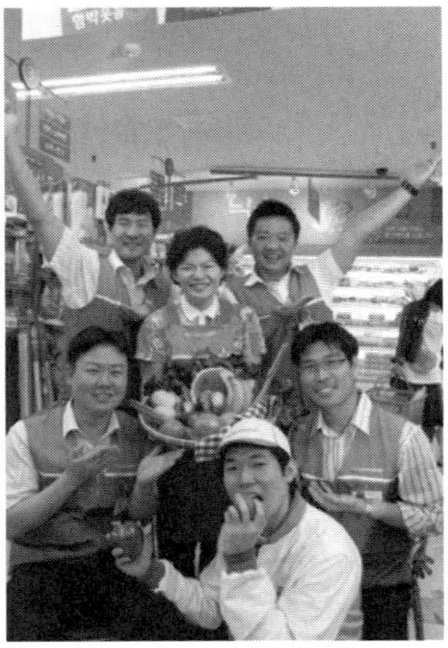
GS리테일은 내부 직원을 위한 펀경영에도 열심이다.

GS리테일 GS리테일은 '고객과 함께 내일을 꿈꾸며 새로운 삶의 가치를 창조한다'는 경영이념과 '고객에게 신뢰주고 사랑받는 회사' '보람과 자부심이 넘치는 회사' '지속적으로 성장하는 회사'의 비전을 달성하기 위해, 3F(Friendly·Fresh·Fun) 서비스가치를 바탕으로 GS 제일의 추구 가치인 고객만족을 실현하고 있다. 아울러 일시적인 고객만족이 아닌 지속적인 관리를 위해 펀미팅 및 코칭, 멘토 등 인재육성을 병행한 '펀경영'도 진행하고 있다. 특히 올해부터 차별화된 CS시스템으로 전 임직원에게 매주 공유되는 '서비스동영상과 사원이 참여하는 모닝방송 프로그램'을 통해 가치 공유 활동을 시스템화하고, '서비스마일리지·서비스 스타데이·서비스올림픽·서비스페스티벌'로 이어지는 고객만족활동 이벤트를 전사적으로 실시 중이다.

이랜드그룹 뉴코아·이천일아울렛 이랜드그룹 아웃렛BG(Business Group)의 강점은 CS경영 인프라 구축, 고객지향적 프로세스 재구축, CRM 시스템 업그레이드, CS기업문화 활성화 등 4가지 고객만족전략을 지속적으로 추진한다는 점이다. 자체 개발한 아웃렛정체성지수(OID)를 통해 고객이 원하는 3가지 상품 영역과 3가지 운영 영역을 파악, 서비스 제공 영역뿐 아니라 서비스 생산 영역에서도 측정지표를 만들어 정기적으로 평가 및 개선활동을 실시 중이다. 특히 올해를 CS경영 '질적 성장의 해'로 선포, 상품CL 6개 팀과 핵심해결과제 전담 5대 프로젝트팀을 CV혁신팀으로 조직, CEO 주도로 매주 1회 정기 미팅을 진행하는 중이다.

대구광역시 '고객의 눈으로 보고 고객의 마음으로 생각하겠습니다.'대구시의 고객만족 슬로건이다. 시는 2006년부터 지난해까지를 CS 행정 도입기, 올해와 내년은 확산기, 2010년부터 2011년을 정착기로 삼고 다양한 활동을 진행 중이다. △고객감동의 시정 구현 △시민이 행복한 경제도시 실현 △더불어 살아가는 따뜻한 사회 실현 △고객과 함께하는 환경문화도시 창조 △누구나 살고 싶은 정주 명품도시 구현이 5대 전략과제다. 시는 토지 지목변경, 합병 등 민원을 전화나 인터넷으로 신청하면 결과를 휴대전화 문자메세지로 안내해주는 '공무원 출동 토지행정처리' 등 민원업무 처리 방식을 획기적으로 개선하는 데 앞장서고 있다.

SK건설㈜ SK건설의 고객만족경영은 '비타민 서비스'로 집약된다. 비타민 서비스는 건강한 삶에 꼭 필요한 것이 비타민이라는 점에 착안해 지어진 SK건설만의 고객서비스 브랜드다. 고객에게 아파트 계약 때부터 입주 3년차까지 다섯가지 테마의 10여가지 서비스를 패키지로 제공하는 게 특징이다.

대표적으로 비타민 A 서비스가 눈에 띈다. 입주 1년 뒤 제공받을 수 있는 이 서비스는 충북 오창에 자리 잡은 SK건설 주말농장을 가구별로 1년 동안 무상으로 대여받는다는 내용이다. 올해부턴 입주민의 건강을 생각한 '심기신 수련' 서비스로 입주민의 높은 호응을 이끌어내고 있다.

동국대학교 동국대학교는 대학 최초로 고객만족경영 대상을 수상했다. 지난해 대학 최초로 CS경영팀을 신설, 체계적으로 대학 경영에 CS경영을 도입한 결과로 평가된다. 동국대는 학생은 물론 학생이 졸업 후 진출하는 기업과 사회를 집중 관리해야 할 고객군으로 설정했다. 이후 교육과정, 교수법 개발 등 학교 운영 전반에 걸쳐 고객 목소리를 적극 반영하고 있다.

동국대는 고객의 목소리도 놓치지 않기 위해 학기마다 '교육 서비스에 대한 재학생 만족도' '행정서비스에 대한 교수·재학생 만족도'를 꾸준히 조사한다. 이런 조사 결과는 학과와 행정부서로 직접 전달되고 학과 교육과정 개편이나 관련 제도를 세울 때 적극 활용되고 있다.

예본안과네트워크 지난해 고객만족경영 원년을 선포한 예본안과네트워크는 올해 2년 연속으로 서비스 혁신 부문 최우수상을 수상했다. 의료기관으로선 유일한 기록이다. 예본안과는 '우리는 빛을 통해 삶의 가치를 새롭게 한다'는 미션을 걸고 고객에게 새로운 가치를 제공하기 위한 노력을 다하고 있다.

예본안과가 자랑하는 대표적인 서비스는 '풀케어서비스(Full care service)'. 예본안과에선 고객이 병원에 들어서면서부터 진료나 수술을 받고 나갈 때까지 담당 직원이 직접 모든 과정을 안내한다. 고객은 다른 병원에서와는 달리 접수창구가 아닌 대기실로 먼저 안내되는데 직접 노트북 컴퓨터를 들고 찾아오는 직원들이 창구접수 등 수고를 대신한다.

(2008. 12. 31 매경이코노미 발췌)

3) 병원의 고객만족경영 전략

오늘날의 고객은 가격이 저렴하고 품질이 우수하다고 하여 그 상품을 구매하는 것이 아니다. 보통 기술은 대등하여 상품의 품질에서는 그다지 차이가 없다. 보다 우수한 품질의 상품이 경쟁에서 이긴다는 것은 그릇된 생각이 되고 있다. 물론 우수한 품질의 상품이 시장에서 승리하는 것이 진실임에 틀림없지만 상품의 품질이 '상품 자체의 질'에 국한 되는 것은 아니다. 그 상품을 제공하는 기업이나 사람의 태도 등에 따라서 구매가 결정되는 것이다. 이른바 상품에 대한 전반적인 인간적인 서비스, 즉 서비스 질이 오늘날의 품질이다. 서비스 질에 따라서 상품의 반복구매가 이루어진다. 그래서 서비스 질 위주의 경영전략이 우선하게 되었다. 소비자로 하여금 자사의 서비스 질에 대한 평가를 높게 하기 위해서는 가치경영이 필요하다. 서비스에 대하여 고객으로 하여금 가치를 인식하도록 하는 것이 가치경영이요, 질경영이다.

소비자가 구매하는 것은 상품 그 자체가 아니라 그것이 지니는 편익이다. 그것을 사용함으로써 얻을 수 있는 편리성과 혜택이 있기에 구매하는 것이다. 서비스의 편익을 소비자에게 어떻게 전달하느냐가 서비스의 질을 결정한다.

이러한 서비스 질 위주의 경영전략을 추구할 때, 그 기업은 고객에게 만족을 주고 감동을 준다. 고객만족 내지 고객감동이 효율적으로 이루어지기 위해서는 체계적인 질경영이 필요하다. 체계적인 질경영이란 고객만족 실천이 기업문화 속에 구현될 수 있도록 하는 것이다. 기업문화를 형성하는 과정으로 고객만족을 실현할 때 가치경영이 이루어진다. (권금택, 2005)

전략적 차원에서 요구되는 새로운 병원경영전략으로는 ㉠ 책임제 도입 ㉡ 사무자동화와 전산화 ㉢ 일반관리 업무의 축소 ㉣ 시간제 근무 장려 ㉤ 재원기간의 단축 ㉥ 외형의 감축과 수익성 제고 ㉦ 환자위주의 운영 등이 있다.

가) 병원 고객만족 경영을 위한 10 가지 방법

① 고객이 원하는 것을 바로 알아라!

고객을 만족시키는 주요 요소들을 조사해 보면, 의사와의 의사소통, 그리고 병원 직원의 예의바름, 따뜻함, 그리고 친절함일 것이다. 의료기관은 이러한 요소들을 강화하기 위하여 자원과 시간을 배분하고, 어떻게 고객의 만족을 향상시키는지를 정확히 알아야 한다. 즉, 고객 서비스를 위해 의사와 직원이 훈련을 받아야 한다는 것이다.

② 고객을 직접 참여시켜라!

고객 스스로 서비스에 참여하게 하는 것은 서비스 경험의 질과 가치를 더하는 데 큰 도움을 준다. 예를 들어, 미국의 탈장전문병원인 숄다이스 병원(Shouldice Hospital)은 환자의 편암함, 편의, 건강상태에 중점을 두었다. 그래서 식사는 오직 식당에서만 먹고, 병실 안에 일부러 전화나 TV를 두지 않음으로써 환자의 운동을 장려했다. 또한 수술을 위한 피부면도도 환자가 직접 하게 했고, 수술방에 갈 때에 직접 걸어가게 했다.

이러한 시스템의 운영은 환자의 적극적인 참여를 유도했고, 환자들은 큰 만족감을 표시했다. 숄다이스 병원은 낮은 비용으로 더 높은 질적 서비스를 제공했다는 점에서 더욱 돋보이는 사례이다.

③ 고객 중심의 문화를 발전시켜라!

병원의 직원들은 고객이 중요하다는 것을 알고, 이를 행동에 옮겨야 한다.

실례로, 어느 병원의 직원은 노인환자가 땅콩버터 쉐이크를 먹고 싶어하는 것을 알게 되었다. 그 병원은 외부로부터 음식물을 반입하는 것이 금지되어 있었다. 이 직원은 고심 끝에 직접 환자에게 쉐이크를 만들어 주었다. 이 이야기를 들은 원장은 고객만족상을 이 직원에게 수여했다. 이는 이 의료기관의 모든 직원들이 환자 만족을 위해 애쓰는 문화를 만들어 가는 데 중요한 역할을 했다.

④ 고객 중심의 직원을 채용하고 훈련시켜라!

환자를 대하는 데 있어 능숙하고 마음이 따뜻한 직원들을 발견하고, 채용하며, 훈련시켜야 한다.

⑤ 직원들에게 동기를 부여하라!

고객은 잘 훈련 받았고 좋은 의사소통 기술을 지닌 직원을 기대한다. 고객에게 제공하는 의료기술이 훌륭하다고 할지라도 직원들이 고객에게 무례하게 군다면 고객은 결코 만족하지 못한다. 새로운 패러다임에서는 경영자를 비롯한 관리자들이 고객만족을 기준으로 포상을 하여야 한다. 행복한 직원과 행복한 고객의 관계에 대한 연구에 의하면, 직원이 즐거우면 고객도 즐거워한다는 것이다.

⑥ 연속적인 고객서비스 체제를 만들라!

과거에 의료기관들은 환자보다는 각 부서의 목표에만 초점을 맞추었다. 예를 들어, 미국의 세인트 병원(Saints Hospital)의 낮병동에서는 통원수술(day surgery)의 경우, 예전에는 속옷은 없는 상태로 가운 하나만을 걸치고서 반나절 이상을 보내야만 했다. 환자들은 불편했지만, 하는 수 없이 병원의 방침에 따라야 했다.

그러나 현재 이 병원은 환자들이 속옷을 입고 수술실에 직접 걸어가서, 정맥혈관 주입 시에 피를 뽑고, 짧은 회복시간을 보내는 것으로 바뀌었다. 환자들은 이전에 비해 더 높은 수준의 만족감을 누리고 있다.

⑦ 대기시간에는 오락을 제공하라!

고객이 서비스를 받기 위해 기다리지 않도록 해야 한다. 만약 피치 못할 사정으로 인해 환자가 기다리게 된다면, 그 시간 동안 환자에게 만족감을 안겨주고, 이후 임상결과를 최상으로 만들어야 한다. 대기실에 있는 환자들이 편안하고 안락한 의자에 앉아 음악과 컴퓨터, 잡지 등 오락적인 요소를 이용함으로써 대기시간을 즐겁게 느끼도록 해야 한다.

⑧ 매력적인 환경을 만들라!

병원은 환자가 기대하는 환경을 창출할 수 있어야 한다. 미국 디즈니랜드의 테마별 놀이동산은 각각의 테마에 맞는 인테리어를 하고, 직원들도 그에 어울리는 복장을 갖추고 있다. 이러한 환경을 통해 고객은 자신이 어디에 있으며, 그곳의 특성은 무엇인지 인식한다. 밝고 유쾌한 환경은 환자의 불안감, 혼란, 스트레스의 감정을 최소화할 수 있다.

미국 알라바마 주에 있는 브룩우드 병원(Brookwood Hospital)의 산과 병동에는 환자의 가족과 친구들을 위한 소파와 아늑한 조명으로 집과 같은 환경을 만들어, 큰 호평을 받고 있다.

⑨ 서비스를 평가하라!

평가를 할 수 있어야 관리도 가능하다. 서비스 산업에서 평가가 중요한 데에는 크게 세 가지 이유가 있다. 첫째, 서비스는 생산되는 순간에 소비되는, 눈에 보이지 않는 존재라는 점이고, 둘째, 서비스는 각각의 고객에 의해서 평가된다는 점, 세번째로 고객에게 무엇이 중요한지를 알고 이를 관리하는 것이 서비스 산업의 존립에 중요한 영향을 끼친다는 것이다.

예를 들어, 미국의 외래 암 전문기관인 사링크(Salink)는 환자의 경과 및 치료기록을 꼼꼼하게 검토하여 다양한 치료방법을 개발하고 있다. 이를 통해 사링크 병원은 더 나은 임상결과뿐 아니라 환자의 만족, 비용절감을 얻을 수 있었다.

⑩ 서비스의 질을 계속 향상시켜라!

서비스에 성공했다고 해서 끝이 아니다. 우리 병원이 항상 좋은 서비스를 제공한다는 것을 인식시키기 위해서는 서비스의 질과 가치를 지속적으로 향상시켜야 한다. 오늘날 많은 환자들이 편리하지도, 편안하지도 않은 대형병원을 이용하고 있다. 이 때 만약 그 근처의 중소병원이 규모는 작지만, 마치 호텔과 같은 편안함과 특화된 전문의료기술을 제공한다면 어떨까? 틀림없이 환자들의 마음은 중소병원으로 옮겨질 가능성이 높다. (김정아, 2006)

3. 병원서비스의 특성

1) 서비스의 이해

우리가 흔히 사용하면서도 친숙한 단어가 서비스란 단어이다. 그러나 서비스를 용어로 정의하기란 쉬운 일이 아니다. 사회가 그만큼 복잡하고 다양해지고 있기 때문이다. 우리는 실제로 많은 상황에서 서비스를 보고 듣고 경험한다. “요즘 관공서에 가면 서비스가 좋아졌어.”

"그 식당은 서비스가 별로야." "오늘따라 서비스가 좋으시네요." 등 이렇듯 일상생활에서 아주 빈번히 등장한다.

서비스라고 하면 우리들이 흔히 생각하는 것이 호텔 · 식당 · 백화점 같이 고객을 접대하는 사람에게서 받는 제한된 접객방법 즉 친절 · 봉사 · 상대방의 부탁을 들어주는 정도 또는 덤이나 공짜의 개념으로 생각 한다. 그러나 요즘 말하는 서비스는 이 보다 더 확대된 개념이다. 영어로 표현하면 몸으로 봉사하고 대신 힘든 일을 해주는 서비스 이외에 접대하는 마음, 기술적 정신적 측면이 강조된 hospitality를 포함하는 개념이 되고 있다.

서비스에 대한 여러 학자들의 정의를 종합해 보면 '서비스는 무형으로서 사람들의 욕구를 충족시켜 주기 위해 인간 또는 설비와의 상호작용을 통해 제공되는 것' 으로 정의할 수 있다. 여기에서 서비스는 소비자가 요구하는 효용인 만족이나 편익을 제공하는 것이며, 재화와 달리 흐름이 개념인 행위로 파악해야 한다. 그래서 서비스는 그것을 제공하는 사람 또는 설비와의 상호작용으로 이해해야 하는 것이다.(이상환, 2006)

가) 서비스의 4대 특징

서비스는 제품과 비교할 때 어느 정도로 또 어떻게 다른가? 서비스는 어떤 점에서 독특하기에 유형 제품과 달리 취급되어져야만 하는가? 이 문제에 관해 오랜 시간동안 많은 사람들이 연구를 거듭했으며, 그 결과 오늘날 서비스만의 독특한 개성을 찾아냈는데, 이러한 특징을 크게 4가지로 분류하면 무형성, 이질성, 비분리성 그리고 소멸성으로 요약할 수 있다.

① 무형성(Intangibility)

- 서비스는 추상적이며 만질 수 없다.
- 서비스를 제공받기 전에는 맛볼 수도 냄새를 맡을 수도 또 소리를 들을 수도 없다.
- 따라서 서비스의 가치를 파악하거나 평가하기가 어렵다.

② 이질성(Heterogeneity)

- 서비스는 비표준적이며 고도로 가변적이다.
- 서비스 생산과 분배 과정에 사람이 개입하기 때문에 유형 제품처럼 동질적일 수가 없다.

- 서비스 이질성 때문에 고객 제공 서비스의 표준화가 어렵다.

③ 비분리성(Inseparability)

- 서비스는 생산과 소비가 동시에 일어난다.
- 생산과 동시에 소비되기 때문에 소비자의 서비스 생산 과정 참여가 빈번히 일어난다.
- 유형제품의 경우 거래와 함께 소유권의 이전이 일어나지만, 서비스의 경우 누리거나 즐길뿐 가질 수는 없다.

④ 소멸성(Perishability)

- 서비스는 재고 형태로 보존할 수 없다.
- 따라서 즉시 사용되지 않으면 사라진다.
- 서비스는 소멸하기 때문에 수송이 불가능하다.

(이상환, 2006)

나) 서비스의 확장된 특징

한편, 이러한 서비스의 4대 특징을 좀 더 세분화 해 보면 다음과 같은 12개의 특징으로 나누어 볼 수 있다. 물론 모든 서비스가 이러한 특징 전부를 갖고 있는 것은 아니지만 어느 정도의 범위에서 이러한 서비스의 특징 중 적어도 몇 개를 가지고 있다.

① 서비스는 무형적 산출물을 생산한다.

변호사가 정식으로 사건을 수임받아 소송 업무를 수행하기 전에 행하는 법률 자문이나 인권 상담은 전형적인 무형적 서비스이다. 변호사는 단지 자신의 법률적 지식이나 경험을 기초로 조언하고 상담해 줄 뿐 그 어떤 유형적 재화를 제공하지는 않는다.

교사의 경우, 수업중에 시청각 교재를 사용하여 학습 효과를 높일 수는 있지만 근본적으로 무형의 지식을 생산하고 전달한다. 이에 반해 주유소는 엔진 무료 점검, 세차 등의 무형적 서비스와 휘발유, 경유 등의 유형적 재화의 혼합체를 제공한다.

② 서비스는 가변적이며 비표준적인 산출물을 생산한다.

경기장을 직접 찾는 관중들이 재미와 흥분을 기대하는 프로 야구의 경우, 경기 당일 선수들의 컨디션, 구장 상태, 심판의 경기 운영 그리고 상대팀의 대응 등에 따라 재미있을 수도 그렇지 않을 수도 있다. 즉 프로 야구라는 스포츠 서비스는 지극히 가변적이며 동시에 표준적 재미, 표준적 흥미 등과 같은 표준 설정이 불가능한 동시에 무의미하다.

③ 서비스는 소멸한다.

시간의 흐름을 붙잡아 둘 수는 없다. 서비스는 시간의 흐름과 함께 소멸된다. 특정 날짜의 호텔 객실, 비행기 좌석은 그 특정 시간에 사용하지 않으면 사라져 버린다. 주말에 몰리는 신혼 여행자들을 실어 나르기 위해 평일의 제주도행 비행기의 빈 좌석을 저장해 놓을 수는 없는 일이다.

④ 서비스 수행과정에 고도의 고객 접촉이 일어난다.

서비스를 생산하고 분배하는 전 과정을 통해 지속적인 고객 접촉이 일어나는데, 접촉의 정도는 서비스의 유형에 따라 달라진다.

⑤ 서비스 전달 과정에 고객이 참여한다.

은행에서는 은행원과 접촉하지 않고 고객이 직접 현금카드를 이용하여 입출금함으로써 은행 서비스 전달 과정에 참여한다. 그런데 이러한 고객의 서비스 참여의 정도는 특정 서비스의 종류나 특징에 따라 달라진다.

⑥ 기술이 고객에게 직접 판매된다.

인테리어 시공, 이미용, 보일러 설치, 가전제품 수리 등의 경우 소비자들은 기술자 혹은 전문가의 기능, 즉 기술 그 자체를 구매하게 된다.

⑦ 서비스는 대량 생산이 불가능하다.

서비스에 대한 각 고객들의 요구 사항이 천차만별이기 때문에 서비스의 대량 생산은 불가능하며 동시에 대량 생산된 서비스는 그 존재가치가 없다. 5명의 손님이 라면 한 그릇을 먹는데도 얼큰한 맛을 원하는 사람, 쫄깃한 면발을 원하는 사람, 충분히 익은 면을 원하는 사람 등, 그야말로 백인백색의 요구 사항이 나올 수 있다.

⑧ 서비스 수행시 고도의 주관적 판단이 개입한다.

다양한 고객의 요구 사항을 충족시켜 주기 위해서 개별 서비스 제공자 혹은 종업원들은 자신의 개인적, 주관적 판단에 따라 서비스 수준을 정하고 실행하여야 한다.

⑨ 서비스 기업은 노동 집약형 산업이다.

서비스 산업은 자본 집약형이라기 보다는 노동 집약적 산업이라고 많은 사람들이 생각하고 있다. 물론 그런 면도 있지만 언제나 그런 것은 아니다. 치과나 미용실 같은 서비스의 경우 많은 자본을 들여 자동화, 기계화를 실행한다 할지라도 그것에는 한계가 있다. 여전히 이같은 종류의 서비스에서는 인간의 노동과 전문가의 기술이나 기능이 중심이 될 수밖에 없다. 반면에 교육, 은행과 같은 서비스의 경우에는 점차 노동 집약 형태에서 자본 집약 형태로 즉, 자동화나 무인화의 길로 나아가고 있다.

⑩ 분산된 시설물이 고객 주위에 배치된다.

이것은 서비스 조직체의 입지와 관련이 있다. 일반적으로 대고객 서비스 업체는 소비자 가까이에 위치해야 하고, 반대로 제조업체는 원재료 산지 등에 입지해야만 한다고 여겨졌기 때문이다. 그 결과 서비스 업체는 소규모로 세분화되어 지리적으로 고객 주위에 포진하게 되었고, 제조 업체는 고객과 어느 정도의 거리를 두고 위치하게 된 것이다.

⑪ 서비스의 좋고 나쁨에 대한 판단은 주관적이다.

교수의 강의, 의사의 치료, 그리고 식당 종업원의 접대와 같이 지극히 주관적일 수밖에 없는 것들의 적합성 혹은 효과성은 어떻게 측정되어야만 하는가? 서비스의 측정이 쉽진 않지만 다양한 방법들을 통해 이루어지고 있으며, 서비스 평가툴의 개발도 활발히 이루어지고 있다.

⑫ 품질 통제는 서비스 수행 과정상의 통제로 제한된다.

서비스의 경우 서비스 생산자에 의해 불량품이 제거되기 전에 서비스가 전달되어 버린다. 극단적인 예로서, 성형외과 의사가 환자의 특정 부위에 대한 수술을 한 후 결과가 성공적인지 아닌지는 붕대를 풀어 보아야만 알 수 있게 된다. 즉, 의사는 서비스 수행 중에만 통제가 가능하며, 수술이 끝난 후의 통제는 재수술 이외에는 대안이 없다.

(이상환, 2006)

2) 병원 서비스의 특성

Hotel과 Hospital의 어원은 라틴어인 Hospitalis에서 시작되었다. Hospitalis는 집을 떠난 모든 사람들에게 제공하는 편의를 의미한다. 편의제공이란 의미에서 호텔과 병원은 본래 유사한 기능을 가지고 있다 할 것이다. 같은 어원에서 발전한 병원과 호텔의 두 단어의 하나인 병원(Hospital)은 질병치료를 위한 인술을 제공하는 병원으로 발전했으며, Hotel은 여행객들에게 숙박과 식사를 제공하는 의미로 발전해 왔다.

의료서비스란 우선은 질병의 치료와 예방을 목적으로, 그리고 그 외의 어떠한 이유로건 병원을 찾는 고객(환자, 보호자, 방문객, 내부고객)에게 편익과 서비스를 제공하는 것을 의미한다.

의료서비스는 크게 본질적인 서비스와 부가적인 서비스로 나누는데, 본질적인 서비스에는 질병의 치료, 투약, 처치, 처방 등이 있으며, 부가적인 서비스에는 병원의 시설환경, 교통의 편리성, 직원의 친절도 등이 있다.

고객이 병원을 찾는 이유는 본질적인 이유에서 이지만 본질적인 서비스를 만족시켰을 때 그 어느 누구도 만족이나 감동을 받지는 않는다. “00병원을 다녔더니 정말 눈병이 나았어, 너무 감동적이야.” 이런 상황은 없다. 말 그대로 기본이기 때문일 것이다.

반면 부가적인 서비스를 이유로 병원을 찾지는 않지만 병원의 서비스를 경험한 후 서비스를 평가함에 있어서는 만족도의 결정적인 이유가 되는 부분이다. 병원 직원의 서비스를 경험하려고 또는 병원 인테리어가 좋아서 병원을 찾지는 않지만, 무심코 간 병원에서 직원의 친절을 경험하거나 인테리어가 너무나 인상적이라면 고객은 감동을 받는 것이다.

그 이유는 부가적인 서비스가 고객이 직접 피부로 느끼는 부분이면서 오늘날의 고객이 보다 감성적이기 때문이다. 본질적인 서비스의 질은 당연히 중요하다. 그리고 부가적인 서비스는 병원과 개인의 경쟁력이다. 오늘날 성공한 기업과 개인의 비결은 추가 서비스를 할 줄 안다는 것이다.

의료서비스만이 가지는 특성

① 고몰입, 고위험, 불확실성 - 사람의 생명과 직결된 서비스이므로 의료서비스인은 고객을 잘 리드하여 서비스를 이끌어 갈 수 있는 능력이 요구된다.
② 평가의 어려움 - 서비스직종 중에서도 특히 평가가 어렵지만 국가적인 차원에서 의료서비스는 평가를 하고 있으며 방법 또한 개선되어 가고 있다.
③ 구전의존형 서비스 - 학원, 미용실과 마찬가지로 구전의존율이 매우 높은 업종이므로 입소문에 의해 흥망이 결정되는 경우가 많다.
④ 원상복귀형 서비스 - 이가 아파서 치과 치료를 받았는데 아무리 치료기술이 뛰어나다 할지라도 원래부터 아무런 문제가 없던 건강한 치아만큼은 될 수 없다. 즉, 치료의 만족도는 99%를 넘을 수 없다. 하지만 고객의 기대가치는 훨씬 높은데 이를 미리 인지하고 고객을 응대하는 것이 중요하다 하겠다.

4. 병원 조직의 이해

병원은 전문적 인력과 시설을 가진 복잡한 조직으로서 주민들에게 의료서비스를 제공하기 위하여 환자를 맞이하게 되고 인력, 재료, 시설 등이 제공되어 전환과정으로서 공식, 비공식의 진료 및 관리업무들이 투입요소들을 적절히 혼합 배정하여 최종적으로 산출물로서 환자들에게 건강을 부여하게 된다.

이런 병원 조직은 거의 사람에게 직접 간접으로 편익을 주는 의료연구 및 교육기관으로 발전해 왔으며, 오늘날 병원조직은 지역의 보건위생의 중심적 역할을 담당하여 사회조직 가운데 중요한 영역을 차지하고 있다.

병원의 구성원은 전문 업무 구분이 명확하면서도 다양한 집단이다. 우선 직종이 다양하고 연령, 배경, 교육수준이 다양하며, 여성인력의 비중이 크다. 병원은 가장 다양하고 복잡한 전문 인력으로 구성된 노동집약적인 조직체이면서 직종간의 갈등이 많이 나타나는 조직이기도 하다.

병원은 각기 다른 전문가들이 모여 하나의 완성을 이루는 종합예술의 장과 같은 곳이다. 병원을 오케스트라 또는 연극, 영화에 비유하는 것은 병원의 조직구성원이 가진 전문성과 개별성 때문이라 하겠다.

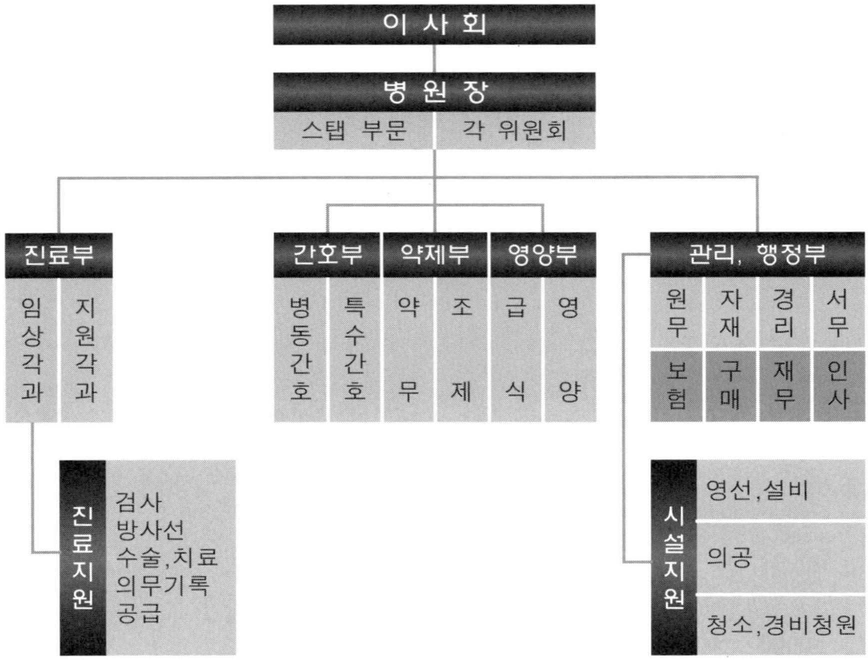

〈일반적인 병원의 조직구조〉

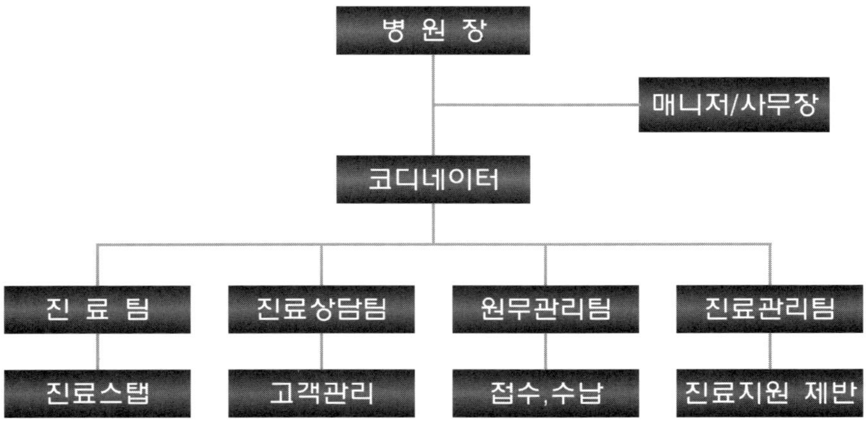

〈일반적인 의원의 조직구조〉

이렇듯 병원은 종적, 횡적 인간관계가 다른 직장에 비하여 복잡하고 진료팀, 진료지원팀, 진료상담팀, 원무관리팀, 기타부서 등 조직이 다양한 만큼 서로간의 협조가 절실하다. 병원은 복잡한 전환과정을 거쳐 서비스를 생산한다. 우수한 품질의 진료행위를 위해서는 여러 부서의 전문적인 협력과 지원이 유기적으로 제공됨으로써 가능하다.

그리고 또 다른 특징으로 다른 산업과 비교하여 경영자의 권위나 재량권이 매우 적다. 병원의 주요 구성원은 의사, 간호사, 의료기사, 영양사, 사회복지사 등 전문직업인들이다. 이들은 조직 내에서 여러 경영상의 문제를 일으키는데, 비숙련자와 전문직업인 또는 그 혼합적 특성을 지닌 구성원들이 함께 존재하므로 단일한 명령계통으로는 관리체계가 구성되기 어렵다. 인력, 시설, 물자관리의 복잡성, 관리정보의 다양성, 직종간 의사소통의 어려움 등으로 인한 갈등요소의 다양성에 비해 갈등관리기전이 취약하다.

이러한 이유들로 인해 의사와 간호사, 의료직과 보조직, 관리직과 의료직, 내부고객과 외부고객 간에 발생할 수 있는 다양한 갈등을 중재, 조정하고 연결해 줄 수 있는 병원서비스코디네이터의 필요성이 커지고 있는 것이다.

제 2 장
병원코디네이터란?

1. 병원코디네이터 도입배경

1994년 미국의 선진의료서비스를 투어 하던 중 병원코디네이터라는 직종을 벤치마킹하여 우리나라 실정에 맞게 그리고 1차 의료기관에 맞게 바꾸어 도입한 치과에서 시작되었다. 15년이 지난 오늘날 병원서비스코디네이터는 현재 치과를 포함한 피부과, 성형외과, 한의원, 대학병원까지 의료계 전반에서 새로운 직종으로 자리매김하고 있다. 1997년 4월 매일경제와 정보통신정책연구원은 신지식인으로 예치과 코디네이터 권선애 실장을 선정함으로써 병원서비스코디네이터가 병원업무의 효율성을 높인 부분의 공로를 인정받았다.

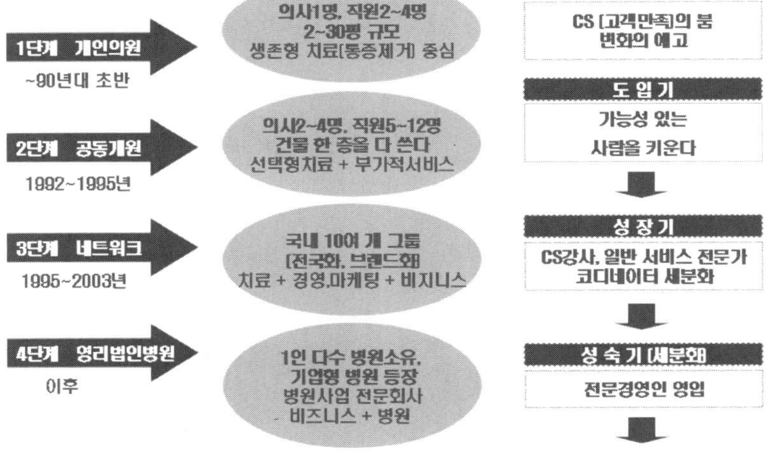

〈병원의 변천과 코디네이터〉

우리나라의 병원경영 형태가 단독개원에서 공동개원으로, 비전문경영에서 전문경영으로, 병원의 브랜드화, 체인화 등으로 변화하면서, 특히 IMF 금융위기 이후 치열한 경쟁에서의 돌파구로 병원서비스코디네이터는 없어서는 안 될 존재가 되었다. 그 후 병원서비스코디네이터 민간자격시험이 생겨나고, 사설 교육원이 들어서고, 대학에 학과가 신설되기까지 온 것이다.

우리나라에서는 1차 의료기관에서 시작해 3차 의료기관으로 발전되어 가고 있는데 이것은 병원서비스코디네이터가 단순히 대고객 서비스 뿐 아니라 병원경영에 있어 홍보나 마케팅의 전문가로 인식되고 있기 때문이다.

또한 의료기관을 이용하는 고객들의 삶의 질 향상 및 의식의 변화로 인해 병원 중심의 서비스에서 고객 중심의 서비스로 패러다임이 변화하였으며, 매체의 발달로 인해 적극적인 마케팅과 고품질의 의료서비스가 아니고서는 고객을 유치하기가 어려운 실정이다.

현재 병원코디네이터 제도는 빠르게 변화하고 있는 의료계의 현실과 의료서비스에 대한 요구 상승으로 없어서는 안 될 중요한 존재로 부각되고 있으며, 삶의 질 향상과 치열한 경쟁을 겪고 있는 의료경영 환경변화와 의료서비스에 대한 다양한 고객의 요구로 이미 체인화되고 전문화된 일부 병원에서는 병원경영의 성공 파트너로서 자리매김 하고 있다.

병원의 서비스 품질을 높이기 위해서는 단순한 친절운동에서 벗어나 더욱 포괄적이고 종합적인 기능을 수행하는 코디네이터 제도의 도입이 필수이다. 고객의 삶의 질과 의식이 향상되고 건강에 대한 관심이 높아지고 있는 이때 병원서비스코디네이터는 앞서가는 서비스 리더로서, 적극적인 의료 마케터로서, 병원 내 행동모델로서 앞으로 그 영역이 확대 될 것이다.

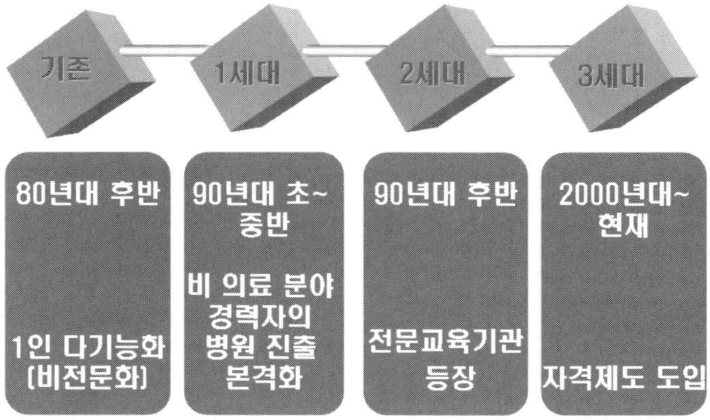

〈병원코디네이터 제도의 발전〉

2. 병원코디네이터의 정의

1) 병원코디네이터 정의

병원코디네이터란 병원서비스매니저라고도 한다. 병원의 중간 관리자로서, 환자들의 의료 서비스 욕구를 충족시키기 위해 병원에서 해야 할 일을 기획·관리·개선 업무를 담당하는 사람을 말한다. 이들은 의료서비스 전문가로서 병원의 분위기를 밝게 연출하고, 차별화된 서비스를 제공함으로써 병원 이미지를 홍보하여 환자가 편한 마음으로 병원을 찾을 수 있도록 한다. 또한, 고객상담, 접수·수납 및 예약 관리, 병원 마케팅, 직원교육 등의 업무도 맡는다.(두산백과사전)

병원에서는 부서와 부서를 매끄럽게 연결시켜주는 윤활유 같은 역할을 하는 사람으로 고객에 대한 서비스 개선업무를 중심으로 하는 사람이 필요하다. 병원 이미지 확립, 환자 상담과 사후관리, 대직원 교육을 통한 직원간의 관계조정 역할, 병원 내 서비스 개선을 위한 마케팅 기획, 수납과 예약 업무를 하는 역할로서 병원 전체를 코디네이션할 수 있는 사람을 필요로 한다.

병원코디네이터는 병원과 고객간의 불만을 해소하여 믿을 수 있는 신뢰의 관계를 유지하고 단순한 증상의 치료만이 아닌 환자의 마음까지도 위로받고 편히 출입할 수 있는 문턱 낮은 병원으로 변화시켜 환자로 하여금 다시 찾고 싶은 병원의 이미지를 갖게 하는데 주체적이고 창조적으로 기여하는 전문직종이다.

이를 모두 종합해서 한 마디로 정의 내리자면 '의료기관에서 고객 및 접점관리, 서비스 조직문화조성, 서비스 개선 활동과 경영지원활동을 통해서 병원의 고객만족을 실현하는 전문가'라 할 수 있겠다.

2) 병원코디네이터의 필요성

21세기 병원경영의 경쟁력은 뛰어난 의술과 함께 그에 못지않는 고객서비스에 있다. 병원코디네이터는 의료기관의 서비스 리더로서 고객과 병원간의 원만한 커뮤니케이션을 수행함으로써 다음과 같은 장점을 가져온다. ① 대기시간 관리와 면밀한 상담 등을 통해 진료서비스에 대한 만족도가 높아진다. ② 소개환자 비율이 증가한다. ③ 의사의 진료에 대한 집중력이 높아지고 수입이 증대된다. ④ 직원들 간의 갈등해소로 병원 이직율이 낮아진다. ⑤ 병원홍보, 마케팅에 참여로 병원경영에 도움을 준다.

〈코디네이터 제도 도입 결과〉

진료 약속	이행율	상담성공율
시행 전	60%	52%
시행 후	85%	75%

3. 병원코디네이터의 핵심 직무역할

병원코디네이터는 담당하는 업무의 성격에 따라 리셉션, 기획, 진료상담, 임상 코디네이터 등 그 역할이 다양해진다. 병원의 직원수에 따라 소규모의 병원에서는 한 사람이 이 역할을 모두 담당하기도 하고, 대규모의 병원에서는 더 많은 인력이 투입되어 더 세분화된 역할을 담당하기도 한다. 특히, 의료시장 개방에 따라 외국어 실력과 서비스 능력을 겸비한 통역코디네이터의 필요성이 증가할 것으로 여겨진다.

1) 서비스리더

고객편의를 위해 서비스 일선에서 고객의 Needs를 파악하고, 고객이 요구에 앞서 미리 준비하고 디자인한다.

- 접수 및 예약 프로그램 진행
- 전화 및 인터넷 게시판 상담
- 리콜 / 해피콜 / 예약 관리
- 사후관리 및 불만사항 처리
- 상황에 따른 고객 응대 매뉴얼 작성
- 병원 내부 환경 점검 및 MOT관리
- 원내 서비스 모니터링

2) 진료상담 및 특수클리닉 진행자

병원의 주된 업무인 진료에 대한 상담과 구체적인 진료안내 서비스를 진행하고, 특수클리닉 등 비보험 분야의 전문상담자로써 고객의 만족도를 높이고 병원 경영에 기여한다.

- 클리닉 별 · 증상별 진료 매뉴얼 작성
- 초진환자 응대와 치료방향 설정
- 진료접수와 의료 및 편의시설 이용 안내

- 치료실과 검사실 등 진료환경 관리
- 클리닉 프로그램 안내 및 가격 협상
- 검사결과 및 치료경과 상담
- 보험청구 및 보험관련 상담

3) 성공경영의 파트너

의사결정에 필요한 고객정보 제공 및 중간관리자로써 마케팅기획, 경영관리, 재무관리 등 경영 파트너 역할을 수행한다.

- 홈페이지, 카페, 블로그 등 인터넷 서비스 관리
- 원내 외 홍보 관리
- SWOT분석을 통한 마케팅 기획
- 이탈 직원을 최소화하고 원활한 관계유지를 위한 인사관리
- 각 파트별 업무 분배 및 근무시간 조정
- 시설, 물자, 비품 등 재무 관리

4) 원내 서비스 교육자

전 직원에게 서비스 마인드를 심어주고, 지속적인 서비스 교육과 점검을 통해 고객이 병원 내 어느 공간 어떤 직원을 만나도 한결같은 서비스를 받을 수 있도록 유지 · 관리한다.

- 교육 매뉴얼 및 상황별 서비스 매뉴얼 작성
- 직원들의 용모 및 이미지 점검 (복장, 인사, 청결 등)
- 신입직원 직무 · 서비스 교육
- 원내 서비스 모니터링
- 정기적인 교육과 외부교육 런칭
- 서비스 평가 및 지도

4. 병원코디네이터의 자질과 비전

1) 병원코디네이터가 갖추어야 할 자질

가) 열정과 리더십

병원코디네이터 뿐 아니라 어떤 직업을 가지건 사람이 인생을 살아

감에 있어 열정이 단연 성공의 첫째 전제조건이다. 열정을 가지고 사는 자에게만 기회가 생기기 때문이다. 삶에서 열정을 빼고 그냥저냥 하루를 살아간다면 누가 그런 사람에게 매력을 느낄 것이며 기회를 제공하겠는가.

유명한 디자이너 피에르 가르뎅은 디자인을 선택할 때 동전을 던져서 결정을 한다고 말한다. 하지만 일단 결정이 난 후에는 그 누구보다 열정적으로 개발에 몰두한다는 것이다. 선택에 걸리는 시간은 최소화하고 나머지를 연구 개발에 집중한다는 뜻이다.

무엇을 선택할 것인가 갈림길에서 갈등하지 말고 선택한 후에 어떻게 열심히 집중할 것인가를 생각하라. 그것이 바로 자신의 인생을 스스로 리드하는 셀프리더십인 것이다.

나) 서비스 마인드

서비스의 개념을 올바르게 잡고 근무에 임하는 것은 서비스직 종사자들에게는 매우 중요한 일이다. 서비스직에 종사하면서 서비스 마인드가 없거나 잘못된 생각을 가지고 일하는 것은 자신에게도 고객에게도 위험하다.

서비스는 허드렛일을 하거나 고객의 비위를 일방적으로 맞춰주는 행위가 아니다. 흔히 '고객은 왕이다'라고 하는데 이것은 90년대식의 상하종속의 개념이고 서비스를 이렇게 이해한다면 절대 장기근속을 할 수 없으며 스스로에 대한 자존감도 물론 없다. 매일 아침 눈을 뜰 때마다 직장에 가기 싫은 마음만 생길 것이다.

서비스는 고객과 직원이 동등한 수평적 개념인 동반자로 이해해야 한다. 다만 근무를 하면서 업무흐름과 여러 가지 케이스에 대한 정보를 가지고 있고, 그러한 경험과 노하우를 고객보다 더 많이 알고 있으니 이것을 직원으로서 알려주어야 할 의무를 가지고 있을 뿐이다. 그런데 알려주는 방법에도 여러 가지가 있을 수 있는데 그 중에서도 나도 고객도 기분이 좋고 효율적인 방법을 선택하는 것이 바로 고객 서비스인 것이다.

코디네이터로서 근무를 처음 시작한 사람에게서 흔히 듣는 말 중 하나가 "바닥에 떨어진 휴지를 매번 제가 먼저 치우니까 병원에서 다른 직원들이 저를 휴지나 줍는 사람으로 여기는 것 같고, 그러다보니 저도 사기가 자꾸 떨어져요..."이다. 나름대로 서비스 마인드를 가지고 근무를 했는데 실패감을 맛본다는 것이다. 바닥에 떨어진 휴지를 줍는 것은 남의 뒤치다꺼리가 아니며, 내가 먼저 모범을 보여 언젠가 누가 그 행동을 따라 한다면 그것이 진정한 영향력이며 리더십인 것이다.

다) 전문 지식과 서비스 스킬

열정과 서비스 마인드 만으로는 고객에게 서비스를 전달할 수 없다. 그 분야에 대한 전문지식과 효율적이고 구체적인 서비스 스킬을 가지고 있을 때 프로패셔널 병원코디네이터가 되는 것이다. 유능한 병원코디네이터는 병원서비스의 특성, 서비스 품질, 고객만족 요소, 서비스의 절차와 방법에 대한 전반적인 지식과 이를 바탕으로 실제 현장에서 활용할 수 있는 창의적인 지식을 쌓아 나가야 한다. 이를 위해서는 다양한 분야로 관심을 갖고 견문을 넓히는 것이 중요하다.

2) 병원코디네이터의 비전

현재 명함에 병원코디네이터라는 직함을 새기고 활동하는 대부분이 직원 10명 내외의 치과 및 성형외과, 의원, 한의원등에서 고객 서비스 업무를 수행하고 있다. 종합병원에서는 규모가 규모인지라 한 두 명의 코디네이터로는 병원전체의 서비스 관리가 힘들기 때문에 별도의 부서에서 고객 서비스 업무를 총괄하거나 설령 코디네이터가 있더라도 직원교육 및 리셉션업무 정도만을 수행하고 있는 실정이다.

하지만, 유수의 교육기관 등을 통해 코디네이터를 꿈꾸는 사람들이 해마다 수 천 명씩 배출되고 있고, 대학에서도 병원코디네이터 학과를 앞 다투어 개설하는 등 앞으로 병원코디네이터의 역량과 업무분야는 계속해서 확대·발전될 전망이다. 때문에 몇 년 안에 '검사전문 코디네이터', '보험상담전문 코디네이터', '병원마케팅전문 코디네이터' 등 전문이라는 이름표를 단 코디네이터들이 속속 배출될 것으로 예견되며 근래 들어 병원코디네이터 경험을 바탕으로 병원의 경영실무자나 실장급으로 발돋움하는 등 역량을 확대시켜 나아가고 있다.

병원코디네이터의 행보는 병원 안에서 뿐만 아니라, 병원 밖에서도 개원 초기 행정 및 고객서비스를 정착시켜주는 프리랜서 코디네이터나 병원코디네이터 경험을 바탕으로 의료서비스 전문 강사로 활동하는 강사들도 해마다 수를 더하고 있다. 의료시장 개방에 맞추어 중국어나 영어, 일본어 등 외국어 실력을 등에 업고 일찌감치 해외로 진출하거나 국내 종합병원 등에서 외국인 전문상담가로 의료시장 곳곳에서 새로운 교두보를 열고 있는 사람도 점차 늘고 있다. 하지만, 병원코디네이터는 직업의 진정한 매력은 작금의 의료계가 바라는 유망직종이라는 점보다 미래 의료사회를 선도할 무한한 성장력에 있다고 할 수 있겠다.

제 3 장
병원코디네이터의 이미지메이킹

1. 코디네이터의 이미지는 병원의 이미지

병원코디네이터의 이미지는 곧 병원의 이미지가 된다. 병원 서비스에 대한 고객의 평가는 '병원 이미지'에 의해 좌우되므로 코디네이터는 자신의 가치를 높이고 좋은 병원 이미지를 만들어내기 위해 끊임없이 이미지를 관리해야 한다.

이미지는 선천적인 이미지와 후천적 이미지로 나눌 수 있는데 자신의 이미지는 내적인 이미지와 외적인 이미지가 상대방의 인식에 따라 나타난다. 이미지를 관리한다는 것은 선천적인 이미지 중에서 장점은 더욱 부각시키고 단점이라고 생각되는 것 가운데서도 장점화할 수 있는 것은 장점으로 만들고, 그렇지 않은 것은 가급적 노출되지 않도록 하여 전체적인 이미지를 상승시키는 것이다. 자신의 이미지에 만족하지 못하는 사람은 대부분 평상시 이러한 노력을 하지 않아 자신의 이미지를 충분히 표현하지 못했기 때문이다.

이미지를 파악하는 데에는 긴 시간이 필요하지 않지만 좋은 이미지를 완성하는 데에는 보다 체계적인 과정과 노력을 거쳐야 한다.

* 이미지 만들기 5단계

1) Know youself : 자신을 알리라
   - 자신을 가지고 있는, 내 · 외적 장점과 단점들을 올바르게 파악한다.
2) Develop yourself : 자신을 개발하라
   - 자신을 파악한 후, 장점을 부각시키고, 단점을 보완하도록 한다.
3) Package yourself : 자신을 포장하라

- 자신의 장점이 잘 드러날 수 있도록 가꾸라.

4) Market yourself : 자신을 팔아라
- 여러 가지 방법을 통하여 자신을 상대방에게 잘 알리도록 하라.

5) Be yourself : 자신에게 진실하라
- 왜곡되거나 거짓된 것이 아닌, 있는 그대로의 자신을 가꾸어 알리도록 하라.

2. 이미지메이킹의 실제

1) 표정의 중요성

사람을 만나다 보면 한 번 만나면 두 번 만나고 싶고, 많은 이야기를 같이 하고 싶은 사람이 있다. 성실감과 신뢰감을 느낄 수 있게 하는 사람들이 이들이다. 무엇보다 여러가지 두려움을 안고 병원을 방문하는 사람들이 병원코디네이터에게 기대하는 기본 이미지라 할 수 있겠다.

그 만큼 병원 문을 열고 들어섰을 때 처음 마주하는 병원코디네이터의 표정이 중요한 이유인 것이다.

- 표정은 첫인상, 이미지를 결정짓는다.
- 첫인상이 좋아야 그 이후의 대면이 호감 있게 이루어진다.
- 밝은 표정은 인간관계의 기본이다.
- 상대방의 표정은 나의 책임이다

가) 좋은 표정 만들기

"40대가 되면 자기 얼굴에 책임을 져야한다."는 말이 있다. 이 말은 인생을 살면서 모든 희노애락이 얼굴 표정으로 모두 드러난다는 뜻이다. 즉, 표정은 한순간에 결정되는 것이 아니며 오랜 시간에 걸쳐 노력하여 자연스럽게 베어나오도록 해야 한다는 것이다.

- 평소 거울을 자주 보는 습관을 기른다.
- 얼굴 근육 훈련과 표정 훈련을 지속적으로 한다.
- 근육 훈련만으로 표정이 자연스럽게 밝아지는 데는 한계가 있다는 점을 명심하고 밝고 좋은 생각, 마음의 여유를 가지려는 노력을 기울인다.

나) 시선처리

서양에서 눈을 바라보며 이야기 하는 것은 신뢰를 갖고 이야기 한다는 의미를 가지나 동양에서는 눈을 너무 빤히 바라볼 경우 도전적인 느낌을 받고 상대방이 위압감을 느끼는 경우도 있다 따라서 상대방과의 대화중 시선처리는 무척 중요한다.

- 자연스럽고 부드러운 시선으로 상대의 눈언저리(eye zone)를 본다.
- 시선과 몸의 방향을 항상 같이 움직인다.
- 가급적 고객과 눈높이를 맞출 것
- 위로 치켜뜨거나 아래위로 훑어보는 시선은 옳지 못하다.

2) 용모관리

표정만큼 중요한 것은 용모와 복장이다. 용모는 단지 외적인 느낌만을 전하는 것이 아니라 사실 개인의 내면적 성향 및 소양을 표현하는 수단이다. 외모로 사람을 판단하는 것은 옳지 않지만 명심해야 한다. 고객들은 당신을 외모로만 판단한다는 사실을 말이다.

- 진하고 요란한 화장은 피하고 따뜻한 느낌을 주는 색으로 자연스럽게 한다.
- 붙이는 속눈썹은 금물, 마스카라는 아주 가볍게 한다.
- 입술 화장은 너무 진하지 않은 자연스러운 색으로 자신에게 어울리는 색상을 선택한다.
- 머리카락이 얼굴을 가리거나 눈을 가리지 않도록 조심한다.
- 지나치게 화려한 머리핀, 너무 요란한 색의 머리염색은 피한다.
- 액세서리는 한번에 2개이상, 최대 3개는 넘지 않는다.
- 귀고리는 귀에 부착되는 형태로 지나치게 크거나 늘어지는 것은 피한다.
- 근무 전 반드시 입 냄새 제거 등을 하고 구강 상태를 점검한다.
- 식사 후에는 반드시 양치질을 한다. (가글도 함께 하면 좋다.)
- 손톱은 2~3㎜ 이내로 둥글게 자른다.
- 청결하게 관리하고 매니큐어는 투명색이나 아예 하지 않는다.

3) 좋은 자세와 아름다운 동작의 기본

좋은 자세와 아름다운 동작은 행동예절의 기초이다. 바른 자세와 동작은 그 사람의 기품에 영향을 주며 상대방에게는 안정되고 정숙한 느낌을 준다. 또한 우리를 괴롭히는 질병 가운데 많은 부분은 좋지 않은 자세에서 비롯되므로 항상 바르고 편안한 자세를 가지도록 주의해야한다. 좋은 자세와 동작은 고객으로 하여금 코디네이터에 대한 믿음과 신뢰는 물론 병원에 대한 신뢰도 향상에 훌륭한 역할을 한다. 이것이야 말로 좋은 이미지 만들기의 첫 걸음인 것이다.

- 등줄기를 곧게 편다.
- 손가락은 가지런히 붙인다.
- 시작보다 마무리 동작을 천천히 하면 더 예의 바르게 보인다.
- 상대방을 편안히 바라본다.
- 보폭은 너무 크지 않게 하고 소리가 나지 않게 걷는다.
- 신발은 비교적 소리가 나지 않는 것을 선택하고 끌지 않아야 하며 팔자걸음이나 안짱걸음은 주의해서 걷는다.

자세는 마음의 표현이다. 자세가 좋은 사람은 호감을 주고 신뢰감을 줄 뿐 아니라 근무 중의 올바른 자세는 업무의 능률 향상에도 큰 도움이 된다. 더불어 자신의 신체적 단점을 보완하거나 장점을 더욱 부각시켜 훌륭한 이미지를 만들 수 있는 좋은 도구이기도 한 것이다.

이 중에 한 가지만 잘한다고 해서 이미지가 좋아지는 것이 아니라 나열한 모두가 조화롭게 이루어질 때 좋은 이미지가 완성될 수 있는 것이다. 하지만 무엇보다 중요한 이미지메이킹의 요소는 병원 내에서 비쳐지는 자신의 내면, 외면의 관리이다. 프로 직장인으로서의 기본을 지켜 진정한 내면의 이미지를 만들어 나가야하겠다.

3. 병원 근무 기본매너

병원코디네이터가 병원에서 근무하는 기본 마음가짐은 인생의 궁극적이 목적인 자기의 존재가치를 실현해 나가는 자아실현의 장이자 책임의식을 가지고 최대한 좋은 의료 서비스를 제공해야겠다는 의식을 가지는 것에서 시작한다고 볼 수 있겠다.

1) 병원의 직장 규율

조직이 잘 맞물린 톱니바퀴처럼 돌아가기 위해서는 그 조직의 규율을 잘 지켜야한다. 그래야만 조직 구성원 상호간의 팀웍도 좋아질 것이며 능률도 향상되기 때문이다.

- 병원의 규율은 철저히 지킨다.
- 병원의 복무규정, 상사의 지시, 명령을 확실히 지키는 행동이 필요하다.
- 투철한 직업관과 직장관을 가지고 직무에 임한다.
- 항상 예의바르고 활기차게 업무에 임한다.
- 행동을 신중히 하고 남을 배려한다.

2) 출 근

- 늦어도 업무개시 10분전까지 출근하여 주변정리를 하고 근무 준비를 차분히 한다.
- 기운차고 명랑하고 상쾌한 기분으로 하루를 시작한다.
- 동료에게 내가 먼저 인사 한다.
- 오늘의 업무 순서를 파악한다.
- 용모・복장을 다시 한 번 체크 한다.

3) 근무 중의 태도

- 모든 동작은 언제나 조용하게 한다.
- 대화는 간결하게 낮은 목소리로 하고 큰소리를 내거나 웃음소리는 삼가야 한다.
- 상대가 대화중 일 때는 사과를 하고 그 다음에 용건을 말한다.(대화중에 실례입니다만...)
- 일을 하고 있는 직원에게 말을 걸때는 상대의 이름을 불러서 말한다.
- 근무 중 자세는 단정하고 의자는 앞으로 바싹 당겨서 앉도록 한다.
- 책상에 비스듬히 기대어 일을 하거나 턱을 괴고 일을 한다는 것은 마음이 해이하다는 뜻이다.
- 외출할 때에는 행선지, 용건, 소요시간, 전화번호 등을 옆자리 동료에게 알리고 외출한다.
  (게시판에 기재 및 직속 상사의 허락을 얻는다.)
- 병원 내 통로에서 부득이한 경우 외에는 뛰지 말고 조용히 걷도록 한다.

복도나 계단에서 상사나 손님을 만났을 때에는 잠깐 머물러 서서 목례를 하며, 좁은 곳에서는 옆으로 비켜서서 길을 양보하도록 한다.

급한 일로 상사를 앞질러 가야 할 때에는 "실례합니다."라는 인사를 한다.

여러 사람이 옆으로 나란히 서서 통로를 막고 가는 일이 없어야 한다.

상사나 환자, 손님과 나란히 걸을 때에는 상대의 좌측에 서서 걷는다. 그러하지 못한 경우는 3보 뒤에서 걷는다.

4) 일과를 끝내고 퇴근시

- 퇴근 시간 전에 미리 서두르지 않는다.
- 다음날 해야 할 업무를 메모하여 점검한다.
- 책상 위를 잘 정리 정돈하고 의자를 책상 안으로 넣어 정리한다.
- 상사나 동료들에게 다정한 인사를 교환한다."먼저 퇴근하겠습니다."

4. 올바른 자세와 태도

업무를 수행함에 있어서 올바른 자세는 업무의 효율 향상과 좋은 이미지 형성에 큰 도움을 준다. 약간의 자각과 주의를 기울인다면, 자세의 교정은 가능해진다. 몇 가지 다음의 주의점을 참고로 자신의 자세를 체크해 보는 것이 좋다. 처음엔 번거로운 듯해도 그 사이 몸은 익숙해진다.

1) 인사 예절

인사란 상대에게 마음을 열어주는 구체적인 표현이며 환영, 감사, 반가움, 기원, 배려, 염려의 의미가 내포되어 있다. 따라서 인사란 인간관계의 기본이며 밝고 명랑한 인사의 표현은 사람사이의 윤활유 작용을 한다. 인사에서 무엇보다도 중요한 것은 인사를 하는 사람의 표정과 자세에서 진정한 마음이 실려 있느냐 하는 것이다.

가) 일반적인 인사의 방법

▷ 상대를 향해 선다.
▷ 상체를 굽힌다.

▷ 잠시 멈춘다.
▷ 천천히 든다.
▷ 똑바로 선다.

나) 상황에 맞는 인사의 방법

▷ 15도 인사(가벼운 인사)

- 엘리베이터 내 : 인사말 없이 표정을 밝게 한 후 인사
- 통화 중 : 인사말 없이 표정을 밝게 한 후 인사
- 복도(동료) : 걸어가면서 "안녕하십니까?"
- 복도(상사, 손님) : 정지한 후 "안녕하십니까?"

▷ 30도 인사(보통의 인사)

- 일반적인 인사(만나거나 헤어질 때)
- 고객을 환영할 때

▷ 45도 인사(정중한 인사)

- 고객에게 감사의 표현을 전할 때, 사과할 때, 배웅할 때

2) 바른 자세와 동작

가) 선 자세

- 어깨는 힘을 빼고 허리와 가슴을 펴서 일직선이 되게 한다.
- 표정을 밝게 하고, 시선은 상대의 미간을 바라본다.
- 여성은 오른손이 남성은 왼손이 위가 되도록 앞으로 모은다.
- 발꿈치는 붙이고 발끝은 30~60° 각도로 V자 모양으로 벌린다.

나) 걷는 자세

- 등을 펴고 어깨의 힘을 뺀다.
- 턱을 당기고 시선은 전방 5~6m 앞을 주시한다.
- 무릎을 곧게 펴고 배에 힘을 준다.
- 손은 가볍게 주먹을 쥐고 팔은 적당히 흔들어 준다.
- 십일자 모양의 직선으로 걷는다.

- 발끝-발바닥-발뒤꿈치 순서로 닿게 한다.
- 밝은 표정으로 활기차게 걷는다.

다) 앉는 자세

- 여성은 두 손을 무릎 위에 놓고 다리는 무릎을 붙이고 직각으로 세운다. 남성은 양손을 무릎 위에 나란히 놓고 다리는 약간 벌리고 앉는다.
- 등과 등받이 사이는 주먹 하나가 들어갈 정도로 간격을 두고 앉는다.
- 앉은 상태에서 고객이 오면 즉시 자리에서 일어나 눈을 맞추며 인사한다.

3) 응용자세

가) 방향지시 자세

- 손가락은 모으고 손바닥 전체를 펴서 방향을 가리킨다.
- 손등이 보이거나 손목이 굽지 않도록 한다.
- 시선은 3단계 EYE CONTACT (상대의 눈 가리키는 방향 상대의 눈)
- 오른쪽을 가리킬 때는 오른손을, 왼쪽은 왼손을 사용한다.
- 지시할 때의 행동은 너무 느리지 않도록 한다.

나) 물건을 주고 받을 때

- 손은 허리선보다 위로하여 가슴과 허리사이에서 두 손으로 건넨다.
- 웃는 얼굴로 한다.
- 시선은 3단계 EYE CONTACT
- 받는 사람이 편하도록 건넨다.

4) 삼가할 태도

다음은 결코 고객 앞에서 해서는 안 되는 행동들이다. 행동 매너의 경우, 경력이 짧은 병원코디네이터는 엄격하고, 경력이 풍부한 병원코디네이터가 오히려 소홀한 면을 보이기도 한다. 경력이 충분히 쌓일수록 나태해지는 모습을 보이지 않았는지 지속적으로 자신을 점검하는 노력이 필요하다.

- 껌을 씹거나 커피를 마시는 등 음식물을 먹는다.
- 사적인 전화를 한다.
- 컴퓨터로 쇼핑을 하거나 개인 홈페이지 관리, 채팅을 한다.
- 신문이나 잡지를 본다.
- 청소, 서랍을 정리한다.
- 화장을 고치거나, 하품, 큰소리로 재치기를 한다.
- 발을 떨거나 손장난을 한다.
- 한쪽 다리에 중심을 두고 서 있거나 등을 벽에 기대고 선다.
- 턱을 괴고 앉아 있다.
- 큰소리로 잡담을 하거나 오래 선 채로 이야기한다.
- 동료를 큰소리로 부르거나 반말을 한다.

이와 같은 행동은 병원의 이미지는 물론 자신의 가치를 떨어뜨리는 매우 위험한 행동이다. 모든 성공의 시작은 행동에서 출발한다는 사실을 잊어서는 안 된다.

첫인상 체크

체크일자 : 부서 : 성명 :

이미지	체크	이미지	체크	이미지	체크	이미지	체크
따뜻하다		신중하다		침착하다		낙천적이다	
친근하다		매력있다		박력있다		조급하다	
다정하다		이해가 빠르다		사교적이다		완고하다	
편안하다		깨끗하다		자신감 있다		유머가 있다	
얌전하다		인내력 있다		치밀하다		이성적이다	
애교가 있다		시원스럽다		능변적이다		감성적이다	
예의바르다		명랑하다		이지적이다		표정이 없다	
친절하다		진지하다		적극적이다		유혹적이다	
성실하다		활동적이다		논리적이다		멋스럽다	

저의 첫인상은	자기소개 전	자기소개 후
당신의 실제나이보다 더 (　　　　) 보입니다.		

이미지 체크

체크일자 : 부서 : 성명 :

	분석항목	내가 본 나의 이미지	타인이 본 나의 이미지
성 격	명랑하다 깐깐하다 적극적이다 소극적이다		
신 체 이미지	외모(얼굴) 패션감각 표정 건강		
전체적인 이미지	이지적이다 친근하다 깔끔하다		
대 화 이미지	음성이미지 화술 발음		
강점 · 단점	강점		
	단점		

호감도 자가 체크

체크일자 : 　　　　　　　　　부서 : 　　　　　　　　　성명 :

■ 항상 그렇다 : 10점 ■ 때때로 그렇다 : 5점 ■ 전혀 그렇지 않다 : 0점	점수(100)		
	10	5	0
1. 청결함을 주는 복장을 염두에 두고 있는가?			
2. 바른 자세는 바른 정신을 나타냄을 염두에 두고 있는가?			
3. 인사는 중요하다는 인식을 갖고 있는가?			
4. 인사에 이어 +@(small talk)도 준비하는가?			
5. 대화 시 시선과 몸의 방향이 상대를 향해 두고 있는가?			
6. 항상 미소 짓는 표정을 유지하고 있는가?			
7. 칭찬이나 위로의 말은 늘 머리속에 정리되어 있는가?			
8. 편지, 전화, 이메일 등 고마운 분과 마음이 통하는 일을 실행하는가?			
9. 상대를 위한 일을 할 때 적절한 판단으로 빠르게 처리해드리고 있는가?			
10. 좋지 못한 태도나 말투를 파악하고 수정해 나가고 있는가?			

- **당신의 점수는 :**

인사 자가 체크

체크일자 : 부서 : 성명 :

■ 항상 그렇다 : 10점 ■ 때때로 그렇다 : 5점 ■ 전혀 그렇지 않다 : 0점	점수(100)		
	10	5	0
1. 아침 출근시 "안녕하십니까"하고 동료에게 밝게 말을 걸고 있는가?			
2. 고객이 스쳐지나 갈 때 미소 지우며 인사하거나 미소 띤 얼굴을 하고 있는가?			
3. 사람 사이를 지나갈 때 "실례하겠습니다"라고 말을 하는가?			
4. 엘리베이터에서 내릴 때 다른 사람에게 "먼저 내리겠습니다"라고 곧 말할 수 있는가?			
5. 상대방에게 사소한 것이라도 도움을 받았을 때 "감사합니다"라고 곧 말할 수 있는가?			
6. 오래 기다리신 분께 "오래 기다리셨습니다"라고 표현하고 있는가?			
7. 누군가가 불렀을 때 상냥하게 "예"라고 대답할 수 있는가?			
8. 부서 이동 시 "다녀오겠습니다. 다녀왔습니다. 다녀오십시오. 잘 다녀오셨습니까?"라고 명랑하게 인사하고 있는가?			
9. 고객불만, 불평 시 "죄송합니다."라고 솔직하게 말할 수 있는가?			
10. 맞장구 대화법을 잘 실천하고 있는가? (아~그러시군요. 예~ 이러하다는 말씀이시죠)			

- **당신의 점수는 :**

제 4 장
병원코디네이터의 서비스 매너

1. 서비스 기본예절

1) 고객응대의 마음가짐과 자세

① 인상을 좋게 한다.

친절한 미소는 마음으로 부터 솟아나는 것으로 고객이나 환자에게 "나는 친절하고 성의 있는 사람으로서 당신과 친해지고 싶습니다."라는 자연적인 태도로서 행동할 때 좋은 인상을 심어줄 수 있다.

② 교양 있는 행동을 한다.

고객을 응대할 때에는 교양미가 있는 행동을 취하여야 한다. 아무리 세련된 화술이나 미소를 짓는다 해도 교양미가 없는 태도를 취한다면 고객은 대화를 계속하려 하지 않을 것이다.

③ 친밀감과 적극적인 태도를 갖는다.

직원이 잡담이나 다른 사무에 몰두하여 고객이나 환자를 빨리 응대하지 아니하면 좋지 않은 인상을 주게 된다. 적극적인 관심을 가지고 신속하게 서비스를 제공할 수 있는 태도를 가져야 한다.

④ 존댓말을 사용한다.

고객의 성별, 연령, 직업, 직위 등을 구별하지 않고 항상 존댓말을 사용한다.

⑤ 간단하고 명백하게

말은 간단하고 질서 있고 간단명료하여 듣는 사람이 알아듣기에 쉬워야 한다. 필요하지도 않는 말을 너무 많이 하면 듣는 사람은 이해가 어렵고 지루함을 느낀다.

⑥ 정확한 발음, 알맞은 속도

너무 작은 목소리, 웅얼거리는 발음이나 빠른 말은 알아듣기에 불편하다.

⑦ 고객이나 환자의 입장에서

고객을 맞이하기에 앞서 먼저 고객의 기분과 입장이 되어 생각하고 업무를 처리한다. 서비스는 고객을 위한 봉사이므로 고객 본위의 서비스가 아니면 진정한 서비스가 될 수 없으며 친절하게 대하면 반드시 보답이 돌아온다고 믿고 행동한다.

⑧ 신속 정확하고 바른 태도

고객은 신속하고 분명한 업무처리를 좋아한다. 항상 반성하고 앞을 내다보는 업무태도로서 계획적으로 업무를 처리할 것이며 공손하고 교양 있는 바른 태도로서 자신에 차 있어야 한다.

⑨ 8가지 마음

* "어서 오십시오."의 환영의 마음
* "안녕하십니까?"의 밝은 마음
* "예, 그렇습니다."라는 상냥한 마음
* "미안합니다."라는 겸손한 마음
* "덕택입니다."라는 겸허한 마음
* "부탁합니다."라는 봉사의 마음
* "고맙습니다."라는 감사의 마음

⑩ 3가지 언어

* "어서 오십시오."
* "오랫동안 기다리셨습니다."
* "대단히 고맙습니다."

위의 사항을 항상 마음속에 간직하여 어디서라도 이를 이행하도록 노력하고 생활화하여야 한다.

2) 응대의 기본 원칙

① 차별 없는 응대

고객은 스스로 찾아온 우리병원의 손님이다. 상사를 대하듯 정중하게 응대한다. 고객을 복장이나 외모, 말씨 등으로 판단하여 차별대우해서는 안 된다.

"갈 테면 가셔! 흔한 게 환자니까!" 이런 식의 말이나 태도는 금물이다. 직원의 가족이나 아는 분이 왔을 때는 다른 고객에게 차별대우를 하고 있다는 인상을 주지 않도록 조심한다.

② 일대일 응대

한꺼번에 다수의 고객을 응대해서는 안 된다. 한 사람씩 응대한다. 한꺼번에 다수의 고객이 왔을 경우에는 근처에 도와줄 수 있는 직원이 없을 경우는 "잠깐만 기다려 주십시오, 곧 도와드리겠습니다."하고 일이 끝난 뒤에는 "기다리게 해서 죄송합니다."하고 인사하여 관심을 보이고, 도와줄 수 있는 직원이 있으면 그 직원에게 부탁하도록 한다.

③ 선착순 응대

순서가 틀리면 성급한 고객은 화를 내거나 불쾌하게 생각한다. 순서를 알 수 없으면 독단으로 판단하지 말고 환자 스스로가 순서를 지키도록 유도한다.

④ 상대방의 눈을 보는 응대

눈의 초점은 항상 상대방의 눈을 향하도록 한다. 올려보거나 얕잡아 보는 시선, 비밀을 캐내려는 듯한 시선은 금물이다.

2. 고객 서비스 응대 매너

1) 방문객의 응대

- 신원을 확인한 후 방문 대상자에게 사실을 확인 통보한다.
- 안내할 때에는 손님의 한쪽 편에서 두어 걸음 앞서서 안내한다.
- 통로가 꺾이는 곳 또는 계단 등에서는 손가락을 붙인 상태로 방향

을 가리킨다.
- 방문 장소에 도착하면 방문객을 상석으로 안내한다.
- 방문객을 오래 기다리게 할 경우에는 신문이나 사보 등을 전하고 지루함이 없도록 배려해야 한다.

2) 소개 및 명함수수

가) 소 개

- 자신을 소개할 때는 소속과 이름을 밝히고 간단한 인사말을 건넨다.
- 내부 직원을 소개한 다음 고객을, 직위가 낮은 사람을 높은 사람에게 소개 한다.
- 병원 내 다른 사람을 고객에게 소개할 때는 이름, 직위, 맡은 일을 소개한다. 이때 직위 다음에 '님'을 붙이지 않고 소개하는 것이 바른 표현이다.
- 고객을 소개할 때는 경칭을 사용
- 의료진의 장점을 간략하게 소개하면 좋다.

나) 명함 수수

명함은 초면인 상대방에게 소속과 성명을 알리고 증명하는 역할을 하는 자신의 소개서이자 분신이다. 따라서 직장인은 항상 명함을 소지하고 있어야 하며, 올바르게 사용할 줄 알아야 한다.

명함을 교환하는 경우, 손아랫사람이 손윗사람에게, 소개받은 사람이 먼저, 방문한 사람이 상대방에게 명함을 건네는 것이 예의에 맞다. 명함은 선 자세로 정중하게 인사를 하고 나서 "OOO에 근무하는 OOO입니다."라고 기관명과 이름을 밝히면서 두 손으로 건네도록 한다. 이때 명함은 왼손을 받쳐서 오른손으로 건네되 자기의 성명을 상대방이 바로 볼 수 있도록 한다.

① 명함을 받는 방법

명함을 건넬 때와 마찬가지로 일어선 채로 두 손으로 받는다. 이때 "반갑습니다."라고 한마디 덧붙이는 것이 좋다.

명함을 받으면 그 자리에서 상대방의 기관명, 직위, 성명을 확인하여 대화 도중에 상대방의 신원사항을 잊어버려 명함을 꺼내 보는 일이 없도록 한다.

상대방의 이름이 읽기 어려운 한자일 경우는 상대방에게 물어서 확인한다.

명함을 동시에 서로 주고받을 때는 오른손으로 주고, 왼손바닥으로 받아 오른손 바닥으로 받쳐 들고 인사하며, 상대방이 먼저 명함을 꺼냈으면 일단 명함을 받은 후 나의 명함을 꺼내어 오른손으로 건네준다.

② 명함을 교환할 때 유의 사항

이리저리 명함을 찾거나 뒷주머니에서 명함을 꺼내는 행동, 구겨지거나 지저분한 명함을 사용하는 행동, 성명을 밝히지 않고 건네는 행동, 앉은 채로 명함을 건네는 행동, 이름을 잊어 명함을 다시 꺼내보는 행동, 상대방의 명함을 가지고 손장난을 하는 행동, 상대방의 명함을 가지고 낙서를 하는 행동, 받은 명함을 바지 주머니나 뒷주머니에 넣거나 자리에 앉은 후에 상대방의 명함을 테이블 위에 놓아두는 행동, 받은 명함을 보는 둥 마는 둥 바로 집어넣는 행위 등은 피하여야 한다.

명함은 상대방과 대면 시 즉시 건넬 수 있도록 하며, 명함은 자기의 인격을 나타내는 도구이며, 기관의 이미지가 담겨있는 소개서이기 때문에 매일매일 일정 매수를 점검하여 떨어지는 일이 없도록 하고 늘 깨끗한 것으로 준비해야 한다. 남자는 상의 안주머니 수첩, 명함집에 여자는 핸드백에 넣어두는 것이 좋다. 명함을 건넬 때는 정중하게 인사를 하고 자기 기관명과 성명 등을 확실히 말해주어야 하며, 또한 명함에 꼭 기입할 사항이 있으면 상대방이 자리를 뜬 뒤에 간단히 메모하는 것이 바람직하다.

3) 고객 안내

가) 기본 자세

- 행선지를 말해준다.(X-ray 촬영실 등)
- 고객의 왼쪽 또는 오른쪽에서 두세 걸음 앞서는 사선보행이 원칙이다.
- 고객을 안전한 쪽, 복잡하지 않은 쪽에 모시는 것을 우선으로 한다.
- 고객의 입장이 되어 고객이 궁금하지 않도록 안내하는 곳을 미리 가르쳐 준다.
- 앞만 보고 가지 말고 5,6보 걸을 때마다 한 번씩 고객에게 시선을 주고 걸음을 유지한다.

- 정중히 인사하고 고객이 시선을 옮긴 후 이동한다.
- 도착한 경우 목적지를 다시 한 번 말한다. (여기가 진료실입니다.)

나) 방향 제시

- 손가락을 모으고 손바닥 전체를 펴서 방향을 가리킨다.
- 손등이 보이거나 손목이 굽지 않도록 한다.
- 팔꿈치의 각도로 거리감을 나타낸다.
- 시선은 상대의 눈 → 가리키는 방향 → 상대의 눈 순으로 향한다.
- 오른쪽으로 가리킬 때에는 오른손을, 왼쪽은 왼손을 사용하여 지시한다.
- 지시할 때의 행동은 너무 느리거나 빠르지 않게 한다.

다) 문 열고 닫기

- 여닫이문의 경우 손잡이의 안쪽 문에서 약간 떨어진 곳에 옆으로 서서 손잡이를 틀거나 밀어서 소리가 나지 않게 열고 닫는다.
- 미닫이문을 여닫을 때는 문이 밀리는 방향에 선다.
- 수동식 회전문은 고객보다 먼저 들어가서 밀어주도록 한다.
- 자동개폐기 문은 뒤에 오는 사람이 다치지 않도록 문을 잡고 있어야 한다.

* 미는 문(PUSH)

- 안내자가 먼저 들어간다."제가 먼저 들어가겠습니다."
- 문을 잡고 고객을 안으로 안내한다."이 쪽으로 앉으시면 됩니다."
- 고객이 들어오면 조용히 문을 닫는다.

* 당기는 문(PULL)

- 안내자가 문을 잡아당긴다.
- 문고리를 잡지 않는 손으로 안내한다."여기가 00실 입니다, 들어가시면 됩니다."
- 안내자가 들어가고 문을 닫는다.

라) 계단 안내

- 계단을 오르거나 내려가기 전에 고객이 당황하지 않도록 층수를

안내하며 고객이 계단의 손잡이를 잡고 걷게 한다.
- 계단을 올라갈 때는 뒤에서, 내려갈 때는 앞에서 걸어 고객보다 높은 위치가 되지 않게 한다.
- 계단을 내려올 때에는 치마를 입은 여성이 앞서 걷는 것이 원칙이다.

마) 엘리베이터 안내

- 엘리베이터를 탈 때에는 밖에서 열림 버튼을 누르고, 고객이 먼저 타도록 한다. 반대로 엘리베이터에서 내릴 때에도 고객이 먼저 내릴 수 있도록 열림 버튼을 눌러주어야 한다.
- 여러 명의 고객들이 함께 엘리베이터에 탈 경우, 병원코디네이터가 먼저 탄 후 문이 닫히지 않도록 열림 버튼을 눌러 안전하게 탈 수 있도록 배려하고, 내릴 때도 열림 버튼을 눌러 고객이 모두 내린 후 마지막으로 내린다.
- 엘리베이터의 상석은 조작 버튼의 대각선 안쪽이다.
- 대개 여러 명이 엘리베이터에 탔을 때 조작 버튼 가까이 있는 사람이 열림 버튼을 눌러 다른 사람들을 모두 내리게 한 후 마지막으로 내린다.
- 엘리베이터 사용 시에는 항상 여성, 아이, 노인이 먼저 타고 내릴 수 있도록 배려한다.

4) 차 서비스

가) 차내기 전 준비

① 몸가짐은 단정하고 청결한지 확인한다.
② 찻잔, 쟁반 등의 청결상태 확인한다.
③ 내용물의 적당한 온도와 적당한 농도로 7할 정도 준비한다.
④ 청결한 행주 또는 휴지를 준비한다.
⑤ 고객의 취향에 맞는 차를 준비한다.
- 직접 물어보거나 사전에 알아 둔다.

나) 차내는 법

① 차를 드릴 때는 방문객 중 상급자에게 먼저 내며 그 다음에 직원의 지위에 따라 상급자순으로 드린다.

② 달그락 거리는 소리가 나지 않도록 하고 서류 위로 차를 내는 일은 피하도록 한다.
③ 찻잔의 손잡이는 방문객이 잡기 편하도록 오른쪽으로 오도록 하며, 찻잔 놓는 것이 끝나면 쟁반을 왼쪽 겨드랑이에 끼는 것처럼 하고 가볍게 물러난다.
④ 차를 엎질렀을 때에는 "죄송합니다"라고 말한 다음 침착하게 처리하고 새로운 차를 다시 가지고 온다.
⑤ 응접실에서 나올 때에는 방문객에게 등을 보이지 않도록 몇 걸음 물러난 다음에 조용히 나온다.

3. 병원 전화응대 매너

전화는 상대방과 직접 대면하지 않고 대화를 나누기 때문에 자칫 오해나 실수가 발생하기 쉽다. 전화응대는 고객접점의 제 1선이며 업무의 기본이다. 이렇듯 전화 한 통화가 자신이나 병원의 이미지에 좋지 않은 영향을 미칠 수 있으므로 각별한 주의를 기울여야 한다.

1) 전화 거는 방법

가) 전화 걸기 전의 준비

① 전화를 거는 곳의 시간, 장소, 상황이 적절한지를 생각한다.
② 상대의 전화번호, 소속 성명을 확인한다.
③ 용건을 정리하며 본다. (6하 원칙에 의하여)

나) 통화할 때

① 밝은 목소리로 인사한다. - 소속과 이름을 말한다.
② 상대를 확인한다. "실례지만 전화 받으시는 분은 누구십니까?"
③ 상대가 직접 받을 경우 - 인사를 하면서 안부를 전한다.
"안녕하십니까? 지난번에 정말 감사했습니다."
"그동안 어떻게 지내셨어요?"
④ 상대방과 이야기 할 때는 적절한 반응을 보이며 듣는다.
⑤ 잘 들리지 않을 때 "여보세요"를 연발하지 않는다.
⑥ 용건을 말한다. "지난번 말씀드렸던 신규직원 교육관련 자료 때문에 전화 드렸습니다."

다) 통화를 끝낼 때

① 끝인사를 한다. "감사합니다. 잘 부탁드립니다."
② 상대방이 전화를 먼저 끊은 것을 확인한 후에 수화기를 조용히 내려놓는다.

라) 부재중일 경우

통화를 하고 싶은 상대방이 부재중일 경우에는 부탁의 말을 전한 후 통화자의 성명을 알아두는 것이 좋다.

〈전화 거는 방법〉

순서	상 황	포 인 트	이 유	대 화 요 령
1	(준 비) 메모한다.	1. 상대방 전화번호 2. 소속. 성명확인 3. 통화내용정리 (5W1H) 4. 메모와 연필준비 5. 필요한 자료준비 6. 상대의 현재 상태확인		
2	전화를 건다.	번호를 정확히	오접 방지 고장 방지	
3	자기소개를 한다.	정확하고 자세한 소개 (교환원일 경우)	친밀감 표시 간단 · 명료하게	"안녕하십니까? 저는 OOO입니다." "안녕하십니까? OO부 OOO씨를 부탁합니다."
4	상대의 호출과 인사		용건에 맞는 상대를 찾고 상대가 나오면 다시인사	"바쁘신 데 죄송합니다." OO부OOO씨를 부탁합니다."
5	용건설명 (잘 아는 분일 경우 간단한 문안 및 근황인사)	친절하며, 예의바른 화법 숫자나 날짜, 일시 등은 반듯이 메모를 확인	정확한 전달 빠짐없이	"다름이 아니오라 알려 드리려고 전화 드렸습니다.
6	통화 내용확인	합의 또는 거론된 내용 확인, 통화과정 반드시 메모	착오방지	"죄송합니다만 통화내용을 다시 한 번 확인해 보겠습니다.
7	끝인사			"감사합니다. 안녕히 계십시오."
8	수화기를 놓는다.	상대방 확인 또는 잠시 후 조용히 놓는다.		

마) 통화 도중 끊어졌을 때

전화를 건 쪽에서 다시 거는 것이 예의이다.

바) 전화를 잘못 걸었을 때

아무 말 없이 끊지 말고 “대단히 죄송합니다.”또는 “실례했습니다.” 라고 정중하게 사과한다.

2) 전화 받는 방법

전화를 받는 것은 전화를 거는 것보다 훨씬 중요하다. 전화를 걸었다는 이유는 무엇인가 또는 우리의 도움이 필요하여 전화를 걸었다는 의미이므로 매우 정중히 받아야 한다. 걸려오는 모든 전화를 다 잘 받아야 하지만 오후보다는 오전에 걸려오는 전화의 중요도가 높고 특히 업무개시 후 첫 전화는 그 긴급도나 중요도가 아주 높은 경우가 많으므로 더욱 신경을 쓰면서 잘 받도록 한다.

가) 전화를 받는 기본 요령

① 밝은 목소리로 상냥하게 받는다.
② 전화벨이 2~3회 울릴 때 왼손으로 수화기를 든다.
③ 먼저 인사하고 소속과 이름을 밝힌다.
④ 상대방의 말을 충분히 경청하면서 필요한 내용은 메모를 한다.
⑤ 용건 통화가 마무리 되면 중요한 통화 내용을 요약하여 복창한다.
숫자, 장소, 위치 등의 요점을 되풀이 확인한다.
⑥ 끝인사를 하고 전화를 끊는다.
상대가 끊는 것을 확인하고 조용히 내려놓는다.

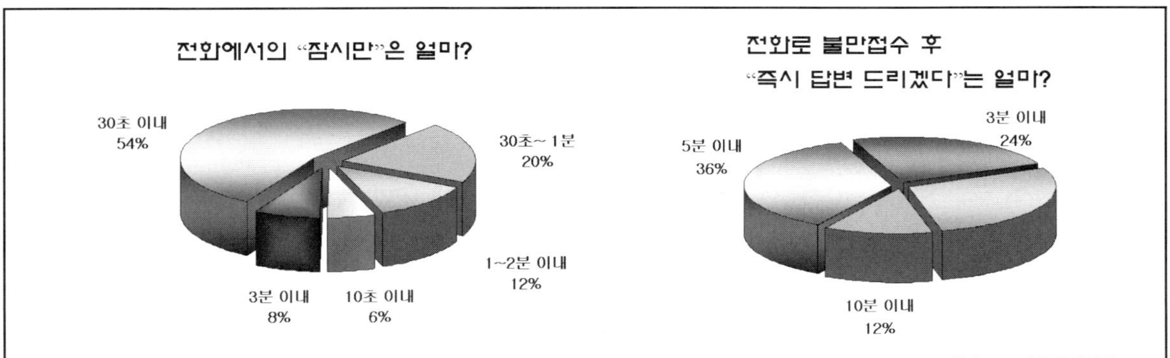

월간 CEO 설문조사결과

〈전화 받는 방법〉

순서	상 황	포 인 트	이 유	대 화 요 령
1	벨이 울린다.	* 벨은 2번 울렸을 때 받는 것이 가장 적합 * 왼손으로 받음 * 항시 메모 준비		"제가 받겠습니다."
2	인사와 자기소개를 한다.	* 밝고 명랑한 음성 * 회사, 부서, 성명	불안감해소	"감사합니다. 또는 안녕하십니까? OO의 OOO입니다."
3	용건을 이야기한다.	* 경청하며 메모	편안한 마음으로 말할 수 있도록	" 네, 네 - 네,-"
		* 정중하게		"네, OOO실장님요 죄송합니다만, 어디시라고 전해 드릴까요? 네, OO사 OOO 부장님요, 잘 알겠습니다. 잠깐만 기다려 주시겠습니까? 곧 연결해드리겠습니다."
		* 부재중일 때		"죄송합니다. OOO실장님은 지금 부재중입니다. 30분 후에 연락이 가능하신데 메모를 남겨주시면 오시는데로 연락드릴 수 있도록 하겠습니다."
4	다른 사람을 찾는다.	* 정중하게		"감사합니다. OO과 OOO입니다. (상대방 확인한 후) 네, 안녕하세요." (간단한 근황인사)
5	연결됐을 때	* 자기소개		*고객님(선생님, 과장님 등) 죄송합니다만 그 내용이시라면 담당하시는 분을 바꿔드리겠습니다." 죄송합니다만, 잠시만 기다려 주시겠습니까? 바로 연결해 드리겠습니다."
6	전화 거는 요령과 동일			

나) 전화를 바꿔줄 때의 올바를 응대법

① 전화 받을 사람을 확인한다.

② 전화 연결 시에는 송화구를 막은 다음 연결해 준다.
필요시 HOLD 버튼을 누르고, 지명통화자에게 누구에게서 어떤 내용으로 걸려온 전화임을 간략히 전달한다.

③ 통화를 원하는 사람이 타부서인 경우는 직통 전화번호도 함께 알려 준다.
“만일 연결되지 않으면 000 번으로 거시면 됩니다.”

④ 전화를 받기 어려운 경우에는 사유 설명 및 양해를 구한다.
“지금 다른 통화 중이신데 연락처 남겨주시면 끝나는 대로 전해 드리겠습니다.”

⑤ 담당업무가 아닐 경우 전화 받을 사람의 신상을 알려 주며 연결해 준다.

〈전언 메모지〉

년 월 일
오전(후) 시 분
귀하
전화번호 의
로 부터
□ 전화해 주십시오.
□ 전화 다시 하겠습니다.
□ 전화 왔었다고 전해주십시오.
□ 사무실로 방문하겠습니다.
메모 :

수화자 :

다) 전화 받을 사람이 부재중일 때의 올바른 응대법

① 부재중인 이유와 일정을 알려준다.

② 소재가 확실한 경우 상대방이 원하는 연락처를 알려준다.

③ 용건을 물어보고 대신 처리가 가능하면 친절히 안내한다.

④ 메모를 정확히 한다.

⑤ 메모 내용을 간결하게 복창하면서 확인한다.

⑥ 전화를 대신 받은 자신의 소속과 이름을 상대에게 알려준다.

라) 특별한 경우의 올바른 응대법

① 다른 고객이 있을 때 온 전화

"죄송합니다. 잠시만 기다려주십시오"라고 반드시 손님에게 양해를 구한다. 전화 통화를 빨리 끝마치되 통화가 길어질 것 같으면 "지금 손님이 와 계십니다."라고 하여 다시 걸기를 유도하거나 연락처를 받아 놓고 전화를 끊는다.

② 잘못 걸려온 전화

"아닙니다." 라고 하고 전화를 덜컥 내려놓는 것은 좋지 않으며 이쪽의 전화번호와 소속을 말하고 "전화가 잘못 연결된 것 같습니다"라고 하고 정중히 응대한다.

③ 회의 중에 걸려온 전화

사전 지시가 있을 경우를 제외하고 회의 중에는 전화를 바꾸어 주지 않는 것이 정석이며 상대방에게 끝나는 예정시간을 알려주거나 전달할 내용을 메모해 둔다.

④ 전화가 잘 들리지 않을 경우

송화구를 막으면서 통화한다. "감이 먼 것 같습니다", "좀 더 크게 말씀해 주시면 감사하겠습니다."

너무 심한 경우는 다시 걸어 주도록 정중히 요청한다.

⑤ 전화가 도중에 끊어졌을 때

전화를 건 쪽에서 다시 하는 것이 예의이다.

다만 전화를 받는 쪽이 기다려도 재신호가 없을 경우에는 이쪽에서 다시 한다. 전화가 다시 연결되면 "전화가 끊어져서 죄송합니다."라고 하고 정중히 사과한 후 통화를 계속한다.

⑥ 항의 전화를 받았을 경우

항의 내용을 끝까지 경청한다.

항의 내용을 정확히 파악하고 정중하게 사과한다. 최선의 해결책을 제안하고 관련부서에 통보하여 조치토록 협조 요청한다.

자신의 소속과 이름을 밝힌다.

중요한 사항일 경우 상사에게 요약 보고한다.

⑦ 상대방을 기다리게 한 후 통화할 때

"기다리시게 해서 죄송합니다.", "오래 기다리셨습니다." 등으로 사과의 인사를 한 후 통화한다.

전화응대의 베스트 POINT 7

① 벨소리 3번 이내에 전화 받기

두 번이 적당, 3번 이상 울린 다음에 받았으면 "죄송합니다."

② 인사는 기본!! 소속과 이름을 분명히

첫음은 '솔' 음의 밝은 목소리로 반갑게 인사하고 소속과 이름을 밝힌다.

③ 전화응대의 기본은 경청

"먼저 말씀하세요." 하는 마음으로 상대방의 내용을 충분히 듣는 자세가 필요하다.

④ 통화는 용건만 간단히

내가 수다 떨고 있는 시간은 고객이 우리 곁을 떠나가는 시간이다.

⑤ 성의 있게 통화하기

순간의 무성의가 중요한 정보를 놓치는 기회가 될 수도 있다.

⑥ 끝인사를 잊지 말자

감사합니다! 좋은 하루 되십시오! 건강하십시오!

⑦ 상대보다 늦게 끊기

상대가 전화를 끊는 소리가 들린 후에 끊자.

서로 늦게 끊으려고 기다릴 경우는 전화를 건 사람이 먼저 끊는 것이 예의이다.

전화응대 자가 체크

체크일자 : 부서 : 성명 :

▣ 항상 그렇다 : 10점 ▣ 때때로 그렇다 : 5점 ▣ 전혀 그렇지 않다 : 0점	점수(100)		
	10	5	0
1. 나는 전화가 울리면 되도록 빨리 받으려 노력한다.			
2. 벨이 여러 번 이상 울린 후에 받을 때는 "늦게 받아 죄송합니다"라고 사과의 말을 한다.			
3. 통화 시 항상 메모할 준비를 한다.			
4. 먼저 소속, 이름을 말하고 상대방을 확인한다. "감사합니다. ○○○병원 ○○부서 ○○○입니다."			
5. "여보세요, 여보세요"를 연발하지 않는다.			
6. 끝날 때 꼭 끝인사를 한다. "더 궁금한 점은 없으십니까? 감사합니다."			
7. 전화를 연결할 때 직통번호를 함께 안내한다.			
8. 잘못 듣거나 빠뜨리는 것이 없도록 주의하여 듣는다.			
9. 다 듣고 난 후 복창해서 확인한다.			
10. 수화기는 상대가 끊는 것을 확인하고 조용히 놓는다.			

- **당신의 점수는 :**

4. 행동유형별 고객 응대

사람들이 행동을 다르게 하는 것은 사람들의 인식, 동기, 욕구, 가치 등이 근본적으로 다르기 때문이다. 물이 반쯤 들어있는 컵을 보고 사람에 따라 '물이 반 잔이나 찼다', '물이 반 잔이나 비어있다', '물이 반 잔이나 찼거나 반 잔이나 비어 있다', '나는 컵에 물이 얼마나 있든 상관하지 않는다' 등으로 반응이 다 다르다.

사람들은 반 잔이 찼다고 하거나 반 잔이 비었다고도 할 수 있다. 그러나 모든 반응이 옳다. 이 질문은 유리잔에 대한 최초의 느낌을 물어본 것이다. 사람들이 유리잔을 처음 보았을 때 나타나는 차이는 인식의 차이이다. 이런 차이는 성격의 독특한 요인 중의 하나이다.

사람은 태어나서 성장에 이르기까지 각기 다른 동기요인이나 환경적 배경에 의해 나름대로의 일정한 방식으로 행동을 취하게 된다. 그것은 하나의 성향으로 자신의 삶 속에 자연스럽게 녹아들게 된다. 이것을 행동패턴 또는 행동스타일 이라고 한다.

최근 직장인들은 직장 내의 수직 또는 수평적 관계에서 스트레스를 받고 있으며, 고객의 지향적인 경영방식과 전략에서 고객 유치와 유지에 관련하여 제품 또는 서비스를 이용하는 고객과의 접촉에서 많은 어려움을 겪고 있다. 이는 외부고객과 내부고객들의 다양한 요구만큼 성격 또한 다양한 특성을 가지고 있어 그에 따른 적응과 대처가 스트레스로 나타난다는 것을 말하고 있다.

고객과의 커뮤니케이션이 원활히 이루어지기 위해 성격적 특성파악이 중요하다 할 수 있다. 이에 여러 가지 성격 · 행동유형 모델 중 심리학자들이 수 십년간 사람의 성격유형을 연구한 교류분석(TA) 행동유형 모델과 MBTI 성격유형 모델, DISC 행동유형 모델을 살펴본다.

1) TA 이해

교류분석(TA: Transactional Analysis)은 미국의 정신의학자 에릭 번(1910~1970)박사에 의해 1957년에 개발된 임상심리학에 기초를 둔 인간행동에 관한 분석체계로, 개인의 성장과 변화를 위한 체계적인 심리치료법에서 시작된 후 수많은 심리학자에 의해 더욱 발전 보완되어 오늘날 임상, 교육, 조직경영에 널리 이용되고 있는 성격이론이다.

가) TA로 본 자아상태

교류분석에서는 인간의 마음이 서로 다른 성질의 3가지 상태로 구성되어 있다고 하며, 이것을 자아상태라고 말한다. 자아상태란 생각과 감정 또 이와 관련된 일련의 행동양식을 종합한 하나의 시스템이라고 정의하고 있다. 모든 인간의 마음은 다음의 5가지 유형으로 구성되어 있다.

CP(Critical Parent) = 비판적 부모의 마음
NP(Nurturing Parent) = 보호적 부모의 마음
A (Adult) = 성인의 마음
FC(Free Child) = 자유로운 아이의 마음
AC(Adapted Child) = 순응하는 아이의 마음

나) 행동양식의 구체적 작용 이해

유 형	특 징	장 점	단 점
CP (Critical Parent; 비판적 자아)	보수적인 성격으로 도리와 책임감이 강하고 엄격하다.	도리와 경우가 바르고 책임의식이 강하다. 도덕적이고 질서의식, 예의, 규범 등을 준수한다. 체면과 체통을 중시하고 인간됨됨이를 강조한다.	권위적이고 강압적이다. 편견이 강하며 상대에게 긴장감을 주는 태도나 언행이 많으며 질책이나 충고, 야단을 많이 친다. 한번 찍히면 영원히 찍힌다.
NP (Nuturing Parent; 보호적 자아)	보호적인 성격으로 헌신적이고 자상하며 과잉보호적 성향이 강하다.	헌신적이고 보호적이며 가상하다. 희생적이고 인정이 있고 싹싹하며 이해심이 많고 친절하다.	지나친 간섭이나 잔소리가 심하고 노파심이 많다. 맹목적 애정과잉이나 세세한 설명 등으로 과잉보호적 성향이 많다.
A (Adult; 이성적 자아)	합리적인 성격으로 현실적이고 냉정하다.	합리적이고 이성적이다. 객관적·사실적 사고에 강하고 분석적이며 논리적이다.	기계적·타산적이며 냉정하고 깐깐하다. 쌀쌀맞으며 정서가 메말라 보이기 쉽고 몰인정한 인상을 줄 수 있다.
FC (Free Child; 자유분방한 어린 아이의 자아)	외향적극적인 성격으로 개방적이고 감정이 풍부하며 화려하다.	적극적이며 활달하다. 창조적인 아이디어가 많고 개방적이며 명랑·쾌활·낙천적이다. 세련되고 유머가 풍부해 인기가 많다.	자유분방하고 방종적이며 잘 까분다. 화려하고 야하며 즉흥적이고 충동적이다. 겉치레가 요란하고 고민과 갈등보다는 단순한 면이 많다.
AC (Adapted Child; 순응하는 어린 아이의 자아)	내향순응적인 성격으로 착하고 양심적이며 신중하다.	순응적이고 착하며 남을 잘 배려한다. 양보, 겸손하며 극히 신중하다.	소심하고 감정을 억압하며 의존적이다. 내성적으로 후회가 많고 표현력이 적으며 우물쭈물 잘 망설인다.

다) TA 대화분석

교류분석에서 대화란 어떤 사람의 자아상태에서 보내지는 자극에 대해서 다른 사람의 자아상태에서 반응이 되돌아오는 것이라고 정의하고 있다. 교류는 언어적인 것에만 한정된 것은 아니다. 얼굴 표정, 몸짓, 자세, 말투 등 비언어적인 것도 포함된다. 언어에 의한 메시지가 상대방에게 완전히 이해되는 데에는 상대방의 말뿐만 아니라 이들 비언어적인 여러 요소도 충분히 고려할 필요가 있다.

대화분석은 이렇게 주고받은 것을 파악하고 그것을 분석함으로써, 상대방과의 의사소통에 어떠한 장애가 있는지, 또 어떻게 하면 그 장애를 제거할 수가 있을 것인가를 알아내는 방법인 것이다.

대화분석을 구체적으로 학습하게 되면 자신의 현실 대화의 문제점을 발견하게 되어 스스로 자극의 발신이나 반응의 수신을 개선하여 좋은 인간관계를 조성할 수 있게 된다.

① 상보적 교류

이 교류에서는 자극과 반응이 상호 평행선이 된다. 보통 처음에 발해지는 자극을 위의 화살표로 나타낸다. 고객이 직원에게 "이 빵에는 뭐가 들어 있나요?"라고 물은 것에 대해서, 직원이 "팥앙금이 들어있어요."라고 대답하고 있다. 여기에서는 두 Ⓐ가 서로 대화를 하고 교류는 원만히 진행되고 있다. 즉 아래 그림과 같이 화살표가 평행선을 긋고 있다. 발신자가 구하고자 하는 정보는 직선적으로 수신자에게 전달되고 있다.

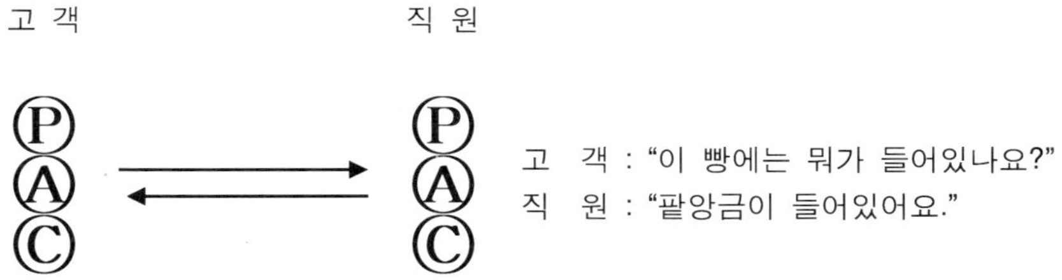

두 사람의 자아상태 중 두 개의 자아상태가 상호관여 하는 교류도 발신과 응답의 방향이 병행되고 있으며 특별한 변화가 없는 한 상호지지의 대화는 계속된다.

② 교차적 교류

이 교류에서는 두 화살표가 교차하기 때문에 평행선이 되지 않는다. 예컨대 고객이 “이 빵에는 뭐가 들어 있나요?”라는 자극을 발하면 직원이 그의 Ⓟ에서 고객의 Ⓒ를 향해서 “그 앞에 쓰여 있잖아요. 보면 모르겠어요?(귀찮아요)”라고 반응하고 있는 경우 등이다.

위에서 살펴본 예에서와 같이 된다면 고객과 직원은 더 이상 대화를 주고받고 있는 것이 아니다. 이런 종류의 관계에서 예상되는 것은 고객이 속으로 또는 직접 직원에게 “손님에게 그 말버릇이 무엇이냐!”라든가, “다시 는 안와야지.” 등과 같은 결말이 될 것이다.

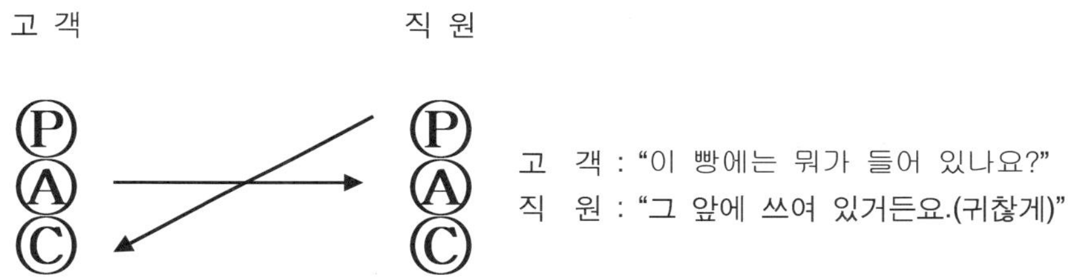

두 사람의 자아상태 중 셋 또는 넷이 관여하는 것으로 이것은 발신자의 기대한 교류가 저지됨으로써 교류는 단절된다.

커뮤니케이션의 제2법칙은 “화살표가 교차할 때에는 그 화제에 관한 커뮤니케이션은 즉시 단절되기 쉽다.”라는 것이다.

③ 이면적 교류

우리가 다른 사람과 교류를 하는 많은 경우 이면에 표면과 다른 숨겨놓은 의도를 가지고 있게 된다. 때때로 우리는 이런 사항을 알고 있기도 하고 어떤 때는 그렇지 못할 경우도 있다.

즉 본심의 욕구, 의도 혹은 사건의 진상 등이 이면에 숨겨져 있어서 표면적으로는 그것과 다른 형태의 교류가 이루어진다. 이와 같이 표면의 메시지와 이면의 메시지가 다른 교류를 이면적 교류라 한다.

다음은 어머니와 결혼한 딸과의 대화의 예이다. 이 경우 표면에서는 어머니는 언제까지 딸을 아이로 생각하고 돌보고자 하는 것 같으나 사실은 어머니 자신이 딸에게 의지하려는 것이다.

장성한 딸 쪽에서 이처럼 자식에게 의지하고자 하는 어머니의 기분을 받아들여서 표면에서는 어린아이 모습으로 행동하면서 이면에서는 오히려 어머니를 위안하는 부모적 반응을 보이고 있다.

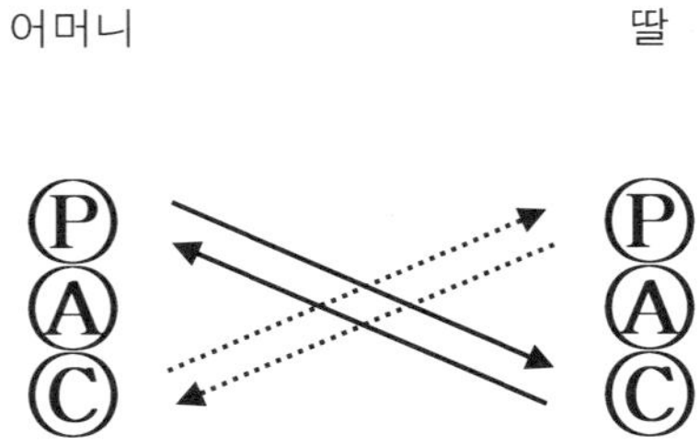

어머니 : "너는 아직 서툴구나.
이리줘, 내가 해줄게."
(외롭구나, 내가 도움이 될 수 있었으면)

딸 : "그럼요. 어머니에 비하면 너무 부족해요. 좀 도와주세요."
(염려마세요. 언제까지나 돌보겠어요.)

2) MBTI 이해

MBTI(Myers-Briggs Type Indicator)는 융(C.G.Jung)의 심리유형론을 근거로 하여 Katharine Cook Briggs와 Isabel Briggs Myers가 보다 쉽고 일상생활에 유용하게 활용할 수 있도록 고안한 자기보고식 성격유형지표이다. MBTI는 인식과 판단에 대한 융(C.G.Jung)의 심리적 기능이론, 그리고 인식과 판단의 향방을 결정짓는 융(C.G.Jung)의 태도 이론을 바탕으로 하여 제작되었다. 또한 개인이 쉽게 응답할 수 있는 자기보고(self report) 문항을 통해 인식하고 판단할 때의 각자 선호하는 경향을 찾고, 이러한 선호경향들이 하나하나 또는 여러 개가 합쳐져서 인간의 행동에 어떠한 영향을 미치는가를 파악하여 실생활에 응용할 수 있도록 제작된 심리검사이다.

가) MBTI의 4가지 선호경향

융(C.G.Jung)의 심리유형론에 따르면 교육이나 환경의 영향을 받기 이전에 이미 인간에게 잠재되어 있는 선천적 심리경향을 말하며, 성격의 기능이 사고와 감정, 감각과 직관, 외향성과 내향성으로 설명하였다. Katharine Cook Briggs와 Isabel Briggs Myers 자매가 행동의 선택방식인 판단형과 인식형을 추가함으로써 4가지 선호경향이 만들어 졌다. 각 개인은 자신의 기질과 성향에 따라 아래의 4가지 이분척도에 따라 둘 중 하나의 범주에 속하게 된다.

외향형(Extraversion)		내향형(Introversion)
폭넓은 대인관계를 유지하며 사교적이며 정열적이고 활동적	에너지방향 ⇔ 주의초점	깊이 있는 대인관계를 유지하며 조용하고 신중하며 이해한 다음에 경험
감각형(Sensing)		**직관형(iNtuition)**
오감에 의존, 실제의 경험을 중시, 현재에 초점을 맞추고 정확/철저히 일처리	인식기능 ⇔ 정보수집	육감(영감)에 의존, 미래지향적, 가능성과 의미를 추구하며 신속/비약적 일처리
사고형(Thinking)		**감정형(Feeling)**
진실과 사실에 주관성을 갖고 논리적이고 분석적, 객관적으로 판단	판단기능 ⇔ 판단,결정	사람과 관계에 주관성을 갖고 상황적이며 정상을 참작한 설명을 한다
판단형(Judging)		**인식형(Perceiving)**
분명한 목적과 방향, 기한을 엄수하고 철저히 사전계획하고 체계적	이행양식 ⇔ 행동양식	목적과 방향은 변화 가능하고 자율적이고 융통성이 있다

〈MBTI의 4가지 선호경향〉

나) MBTI의 16가지 성격유형

네가지 선호지표를 조합하여 만들어진 16가지 성격유형 도표는 MBTI를 효과적으로 이해하고 응용하는 기초가 된다.

ISTJ
신중하고 조용하며 집중력이 강하고 매사에 철저하며 사리분별력이 뛰어나다

ISFJ
조용하고 차분하며 친근하고 책임감이 있으며 헌신적이다

INFJ
인내심이 많고 통찰력과 직관력이 뛰어나며 양심이 바르고 화합을 추구한다

INTJ
사고가 독창적이며 창의력과 비판 분석력이 뛰어나고 내적신념이 강하다

ISTP
조용하고 과묵하며 절제된 호기심으로 인생을 관찰하고 상황을 파악하는 민감성과 도구를 다루는 능력이 있다

ISFP
말없이 다정하고 온화하며 친절하고 연기력이 뛰어나며 겸손하다

INFP
정열적이고 충실하며 목가적이고, 낭만적이며 내적 신념이 깊다

INTP
조용하고 과묵하며 논리와 분석으로 문제를 해결하기 좋아한다

ESTP
현실적인 문제해결에 능하며 적응력이 강하고 관용적이다

ESFP
사교적이고 활동적이며 수용적이고 친절하며 낙천적이다

ENFP
따뜻하고 정열적이며 활기에 넘치고 재능이 많으며 상상력이 풍부하다

ENTP
민첩하고 독창적이며 안목이 넓고 다방면에 관심과 재능이 많다

ESTJ
구체적이고 현실적이며 사실적이고, 활동을 조직화 하고 주도해나가는 지도력이 있다

ESFJ
마음이 따뜻하고 이야기하기 좋아하고, 양심이 바르고 인화(조화)를 잘 이룬다

ENFJ
따뜻하고 적극적이며 책임감이 강하고 사교성이 풍부하며 동정심이 많다.

ENTJ
열성이 많고 솔직하고 단호하며 지도력과 통솔력이 있다

<MBTI Profile 16가지 유형해석. KPTS>

2) DISC 이해

1928년 미국 콜롬비아대학 심리학교수인 William Mouston Marston 박사는 독자적인 행동유형모델을 만들어 설명하고 있다. 일반적으로 사람들은 태어나서 현재에 이르기까지 자기 나름대로의 독특한 동기요인에 의해 선택적으로 일정한 방식으로 행동하게 되는데 그러한 행동

은 하나의 경향성을 이루게 되어 자신이 일하고 있거나 생활하고 있는 환경에서 아주 편안한 상태로 자연스럽게 그러한 행동을 하게 된다.

DISC 행동유형의 목표는 자신의 행동유형과 강점을 발견하고 이를 활용할 수 있고, 타인의 행동을 이해하고 효과적으로 다른 사람과 효과적으로 상호 작용할 수 있으며, 자신에게 맞는 갈등관리, 대인관계 유지방법, 학습방법을 발견할 수 있다

가) DISC의 4가지 행동유형

Marston박사에 의하면 인간은 환경을 어떻게 인식하고 또한 그 환경 속에서 자기 개인의 힘을 어떻게 인식하느냐에 따라 4가지 형태로 행동을 하게 된다고 한다.

이러한 인식을 축으로 한 인간의 행동을 Marston박사는 각각 주도형(Dominance), 사교형(Influence), 안정형(Steadiness), 신중형(Conscientiousness), 즉 DISC 행동유형으로 부르고 있다.

주도형(Dominance)
결과를 성취하기 위해 장애를 극복함으로써 스스로 환경을 조성한다.
· 빠르게 결과를 얻는다. · 다른 사람의 행동을 유발시킨다. · 도전을 받아들인다. · 의사결정을 빠르게 내린다. · 기존의 상태에 문제를 제기한다. · 지도력을 발휘한다. · 어려운 문제를 처리한다. · 문제를 해결한다.

사교형(Influence)
다른 사람을 설득하거나 영향을 미침으로써 스스로 환경을 조성한다.
· 사람들과 접촉한다. · 호의적인 인상을 준다. · 말솜씨가 있다. · 다른 사람을 동기 유발시킨다. · 열정적이다. · 사람들을 즐겁게 한다. · 사람과 상황에 대해 낙관적이다. · 그룹 활동을 좋아한다.

신중형(Conscientiousness)
업무의 품질과 정확성을 높이기 위해 기존의 환경 안에서 신중하게 일한다.
· 중요한 지시나 기준에 관심을 둔다. · 세부사항에 신경을 쓴다. · 분석적으로 사고하고 찬반, 장단점 등을 고려한다. · 외교적 수완이 있다. · 갈등에 대해 간접적 혹은 우회적으로 접근한다. · 정확성을 점검한다. · 업무수행에 대해 비평적으로 분석한다.

안정형(Steadiness)
과업을 수행하기 위해서 다른 사람과 협력한다.
· 예측가능하고 일관성 있게 일을 수행한다. · 참을성을 보인다. · 전문적인 기술을 개발한다. · 다른 사람을 돕고 지원한다. · 충성심을 보인다. · 남의 말을 잘 듣는다. · 흥분한 사람을 진정시킨다. · 안정되고, 조화로운 업무 환경을 만든다.

〈DISC 행동유형 특성〉

나) DISC 행동유형별 응대방법

DISC의 4가지 행동유형을 학습하고 고객의 다양한 행동유형을 이해한다면 효과적으로 고객응대를 할 수 있게 될 것이다.

응 대 법	D형 고객 (주도형 고객)
대응하는 법	· 굳건하고 직접적인 것 · 행동과 목표에 초점을 맞출 것 · 조심스러운 면으로 주의를 끌 수 있을 것
대화하는 법	· 요점만 간단히 할 것 · 목표를 달성할 방법을 설명할 것 · 당신의 제안을 검토할 시간을 줄 것
강화하는 법	· 최소한의 한계를 알려 줄 것 · 그의 방법으로부터 탈피 할 것 · 목표, 대상, 결과에 초점을 맞추도록 할 것

응 대 법	I형 고객 (사교형 고객)
대응하는 법	· 우호적이고 긍정적일 것 · 공식적인 대화를 허용할 것 · 자극적이고 흥미로운 활용을 할 시간을 허용할 것
대화하는 법	· 친근한 목소리를 할 것 · 자신의 느낌을 말 할 시간을 허용할 것 · 말을 행동 계획으로 바꿀 것
강화하는 법	· 임무를 추진할 긍정적인 격려와 보상을 제공할 것 · 행동 계획을 조직할 것 · 긍정적인 인식을 가지고 대화할 것

응 대 법	S형 고객 (신중형 고객)
대응하는 법	· 몰아치기보다는 인내할 것 · 변화에 적응하고 실행할 시간을 줄 것 · 가정을 중요하게 여겨 줄 것
대화하는 법	· 무엇을 요청하거나 지시할 때 부드러운 목소리로 할 것 · 개인적으로 묵묵히 인정해 주고 믿어 줄 것 · 정보를 분석할 시간을 줄 것
강화하는 법	· 전달사항을 반복할 것 · 직접적으로 격려해 줄 것 · 자기 것으로 소화할 때까지 시간을 기다려 줄 것

응 대 법	C형 고객 (안정형 고객)
대응하는 법	· 구체적이고 정확하게 할 것 · 조심스럽거나 부정적인 첫 반응을 이해해 줄 것 · 자유롭게 질문 할 수 있도록 할 것
대화하는 법	· 인내심을 가지고 끈질긴 태도로 질문에 대답해 줄 것 · 정확한 정보를 확인할 것 · 정보를 재고할 수 있는 시간을 줄 것
강화하는 법	· 도움에 대한 확신을 줄 것 · 목표에 단계적으로 다가가게 할 것 · 제3자에게 정보를 확인하게 할 것

제5장
효과적인 대화와 상담기법

1. 고객의 마음을 사로잡는 화법

1) 커뮤니케이션의 이해

인간만이 가지고 있는 능력중 대표적인 것이 대화능력이다. 인간이 다른 동물과 달리 대화법을 발달시키게 된 계기는 더불어 살아가는 상호 공존의 집단사회에서 기본이 되는 감정의 교류 '공감'에 그 핵심이 있다. 물론 감정의 교류가 대화를 통해서만 가능한 것은 아니나 유독 사람만이 대화를 통해 '공감'하는 방법을 발달시켜왔다.

그러면 대화를 잘하는 능력은 타고난 선천적인 능력일까. 물론 선천적으로 타고난 달변가나 웅변가도 있긴 하지만 대부분의 사람들은 별도의 훈련과 노력을 통해 대화의 달인이 되는 것이다.

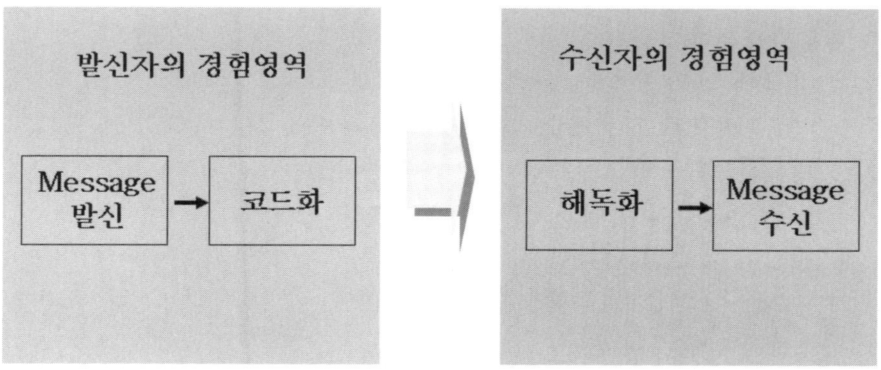

〈커뮤니케이션 과정〉

대화라는 것은 내가 발신자와 수신자의 역할을 반복하는 것인데, 발신자가 아주 열심히 메시지를 발신하고 수신자도 아주 열심히 수신 노력을 했을 때 발신된 메시지와 수신된 메시지가 전달되는 확률은 64%로 통계가 나왔다. 이 때문에 대화란 정확하게 말하고 정성들여 들어야 비로소 내 뜻이 상대에게 전달되고 '공감'되는 것이다. 그렇다면 병원에서 '공감'을 주는 화법은 어떤 것들이 있는지 알아보도록 하겠다.

2) 효과적인 음성 이미지 연출

가) 말의 속도

① 대화할 때 어른의 말의 속도는 분당 100~120 단어 정도이다.
② 말의 속도가 너무 느리면 답답해 보이고 너무 빠르면 상대방을 긴장시킨다.
③ 커뮤니케이션을 할 때는 정확성과 효율성을 모두 감안해야 하는데 상담을 할 때는 빨리 많은 내용을 말하는 것보다 정확하게 의사를 전달하는 것이 우선이다.

나) 억양 (Intonation)

① 말의 높낮이를 "억양" 이라고 한다.
② 이 억양은 여러 가지 감정을 나타내는 역할을 한다.

다) 고저강약

① 기분이 고양되면 자기도 모르게 높고 강렬한 어조가 되어버린다.
: 활기 있는 기분이 전해질 정도의 적절한 높이와 강도를 의식하고 말해본다.
② 자신이 있으면 강한 표현을 하게 된다.
: 부분적으로 강조하고 싶을 때 효과적으로 사용한다.
③ 재촉하는 듯 한 말은 강한 인상을 준다.
: 너무나 힘이 들어가 있으면 역효과를 나타낸다.
④ 자신이 없으면 나약한 목소리가 된다.
: 다른 사람을 설득할 때 자신이 없는 나약한 목소리는 효과를 발휘하지 못한다.
내용을 잘 검토한 뒤 자신을 가지고 전화를 해야 한다.

⑤ 말의 시작부분이 강하고 말의 끝부분이 약해지기 쉽다.
⑥ 탄력성 있는 목소리를 내는 습관을 갖자.
⑦ 너무 조용하고 온건한 어조로 연약한 목소리를 내면 소극적인 느낌을 준다.

네 … 대답	'파','솔'	… 평범하게
네 … 물론이죠(긍정)	'미'	… 괴로운
네 … 글쎄요	'레'	… 의문
네 … 비참한	'도'	… 슬픈, 비참한

라) 강 조

같은 말이라도 힘을 주는 곳에 따라 전혀 뜻이 다르게 들린다.

＊ 예 문

나는 결코 그것을 얘기하지 않았다. (다른 사람이 얘기했을 것이라는 뜻)
나는 결코 그것을 얘기하지 않았다. (지금까지 한 번도 얘기하지 않았다는 뜻)
나는 결코 그것을 얘기하지 않았다. (다른 것은 얘기했지만— 의 뜻)
나는 결코 그것을 얘기하지 않았다. (생각한 일은 있지만 얘기하지는 않았다)

마) Pause 기법

말을 잘하는 사람이란 알아듣기 쉽게 말하는 사람을 일컫는다. 그러기 위해서는 사이를 어떻게 두느냐가 무엇보다도 중요하다.

① 침착하게 말을 하기 위해서는 느긋하게 호흡을 한다.
② 말을 시작하기 전에 한 박자 정도의 사이를 둠으로써 주의를 촉구한다.
③ 복잡한 이야기를 한 뒤에는 듣는 사람에게 생각할 수 있는 사이를 둔다.
상대방의 반응을 파악하기 위해서도 사이가 필요한 시점이다.

＊ 예 문

철수는 / 울면서 떠나는 순이를 / 배웅했습니다.
철수는 울면서 / 떠나는 순이를 / 배웅했습니다.

3) 마음을 열게 하는 경청기법

자신의 이야기를 잘 들어주는 사람은 고맙고 기쁘다. 상대방으로부터 호감을 사기 위한 첫째 조건은 좋은 청자가 되는 것이다. 보다 효율적인 대화는 말을 많이 하는 대화가 아니다. 고객이 무엇을 원하는가를 끊임없이 주시하고, 고객의 요구에 따른 상담을 진행하여야 한다. 입이 하나이고, 귀가 두 개인 것은 상담자가 한 번 말할 때 두 번을 듣고, 세 번을 맞장구치는 것이 중요함을 일컫는다.

- 마음이 편안한 상태로 듣는다.
- 질문을 활용한다.
- 끝까지 듣는다.
- 주의를 집중해서 듣는다.
- 공감을 표시한다.
- 고객의 입장에서 같이 생각한다.
- 중요한 부분은 메모를 하면서 듣는다.
- 고객의 말을 중간에서 끊어버리거나 상담자가 결론을 마무리해 버리지 않는다.
- 어떠한 편견과 선입관도 갖지 않는다.
- 맞장구 등을 적절히 사용하여 고객의 상태에 동조하고 있음을 확인시켜 준다.
- 숫자 관련되는 주소, 전화번호, 계좌번호, 날짜, 시간 등의 주요 내용을 정확히 확인한다.
- 고객이 이해했는지를 확인하는 태도를 가진다.

고객 유형별에 따른 경청 방법

- 쾌활하게 많이 이야기하는 고객에게는

① 같이 즐기면서 듣는다.
② 쉬는 간격을 잘 포착하여 이야기를 잘 이어받고, 혼자서 말하지 않도록 한다.

- 말이 없고 까다로운 고객에게는

① 조용하고 느긋하게 듣는다.
② 밝은 분위기로 정확하게 대응한다.

- 완고하고 고지식하여 여간 해서 자기주장을 굽히려 하지 않는 고객에게는

① 성실하고 진지한 태도로 듣는다.
② 질문의 형식으로 대안이나 반대의견을 말한다.

- 신중한 나머지 여간 해서 다른 사람에게 자신의 본심을 드러내지 않는 고객에게는

① 상대방의 저자세에 영향을 받지 말고 성실하고 신중하게 듣는다.

- 억지로 상대방을 자신의 페이스에 집어넣으려고 하는 고객에게는

① 목소리 큰 것에 압도되지 말고 내용을 잘 듣는다.
② 자기 쪽에서 품속에 뛰어드는 형태를 취한다.

- 근심이나 걱정이 많은 나머지 번거롭게 빙 돌려서 말하는 고객에게는

① 참을성 있게 듣는다.
② 정리하거나 분석하며 핵심을 명확히 한다.

4) 서비스 화법

가) 기본 화법

말할 때의 화법은 기본적으로 ① 말소리가 분명해야 하고, ② 목적이 확실해야 하며, ③ 듣기 쉬워야 한다. ④ 관심과 흥미를 끌어야 하고, ⑤ 유익한 것이어야 하며, ⑥ 내용과 표현이 단조롭지 않아야 한다. ⑦ 때로 감동을 주어야 하고 ⑧ 상대방과 시기에 적합한 것이어야 하며 ⑨ 여운을 남겨야 한다.

나) 호감 주는 화법

아이 메시지(I-message)화법은 대화할 때 상대방에게 내 입장을 설명

하는 것이 주안점이며, 유 메시지(You-message)화법은 어떤 결과에 대하여 상대방에게 핑계를 돌리는 것을 말한다. 예를 들면 택시를 타고 "기사님, 안 막히는 길로 좀 빨리 가주세요~"라고 하는 것은 유 메시지 화법이고 "기사님, 약속시간이 지나서 제가 마음이 급하네요~" 라고 하는 것은 내 입장을 설명한 아이 메시지 화법이다. 기본적으로 아이 메시지 화법을 사용하는 것이 훨씬 호감을 주는 화법이다.

두 메시지(Do-message)화법은 어떤 잘못된 행동의 결과에 대해 그 사람의 행동과정을 잘 조사하여 설명하고 잘못에 대하여 스스로 반성을 구하는 것이고, 비 메시지(Be-message)화법은 잘못에 대한 결과를 일방적으로 단정함으로써 상대방으로 하여금 반감을 불러일으키게 하는 화법이다.

예를 들면, 연속 지각자에게 "당신 잘못이다", "당신은 지각 대장이다."라고 단정하면 비 메시지 화법이고 상대방을 먼저 이해하며 연속 지각한 것은 잘못이라는 것을 설명하여 잘못된 점에 대하여 스스로 반성하도록 하는 것은 두 메시지 화법이다.

두 메시지 화법을 사용하는 것이 보다 효과적이다.

다) 보다 완곡한 화법

의뢰나 의문문으로 고쳐서 말하는 것이 부드럽다. "~하세요."보다는 "~해주시겠습니까?"가 좋다.

부정문보다는 긍정문으로 말하는 것이 좋다. "~는 없습니다" 보다는 "~는 곧 들어옵니다." 가 좋다.

거절할 경우에는 "죄송합니다만" 과 의뢰형을 사용하는 것이 불친절하다는 인상을 감소시킬 수 있다. "~할인은 안됩니다." 보다는 "정말 죄송합니다만, 어렵습니다."가 좋다.

라) 고객의 말에 맞장구치는 법

① 맞장구에 인색하지 말자

우리나라 사람들의 대화술에서 고쳐야 할 것 중 하나가 바로 맞장구에 인색하다는 것이다. 상대방은 열을 올려 신바람 나게 이야기하고 있는데 팔짱만 끼고 멍청히 얼굴만 바라보고 있다가 난데없이 무안을 주는 경우가 많다. 고객의 틀린 점을 지적하고 반박하고 주장을 펴기보다는 귀담아 들을 줄 아는 아량과 인내가 필요하다.

"아 그럼요. 역시 옳은 말씀이십니다." 등등 그때마다 맞장구를 치거나 짧은 질문을 던짐으로써 고객의 신나는 마음에 부채질을 해줄줄 알아야 한다.

② 타이밍을 맞추자

맞장구의 타이밍을 맞춤으로써 상대방이 말하는 것에 흥이 나도록 한다.

③ 맞장구는 짧게 감정을 넣어서

"그럴듯한데요. 그것 참.. 역시.. 어머 정말이십니까?" 등의 말을 사용한다.

④ 맞장구를 멈출 때를 알 것

무조건 맞장구를 친다고 좋은 것이 아니다. 상대가 열을 올리고 있을 때는 맞장구를 잠시 멈춘다.

⑤ 맞장구는 교묘하게 쳐라

상대방으로부터 긍정의 대답을 얻고 싶을 때는 긍정의 말에만 맞장구를 침으로써 대화를 원하는 방향으로 유도할 수 있다.

마) 논쟁을 피하는 방법

상대방 의견의 일부분과 일치시킨다. "바로 지금 말씀하신 그 점입니다. 지금 말씀하신 것은 저도 동감입니다만. 그런데...."

일찍부터 상대방 생각과 동일했다는 행동을 보이고 이쪽 생각을 말한다.

"네, 잘 알겠습니다. 제 생각과 맞습니다. 지금껏 선생님과 동일하게 생각했습니다만. 그런데..."

대부분 다른 사람 의견이 그의 의견과 일치하고 있음을 인정해 준다. "그렇습니다. 선생님께서 말씀하시는 것은 일반적인 경향입니다. 다른 선생님도 다 그런 말씀을 하십니다. 당연한 말씀이죠. 그런데...."

상대를 공격하기에 앞서 칭찬하는 일에 인색하지 않는다.

"잘 생각하셨습니다. 훌륭한 의견입니다. 그러한 의견을 가지셨다는 것은 많은 연구를 하셨기 때문이겠죠. 많은 것을 배웠습니다. 그런데...."

상대방의 불평에 대해 화난 얼굴로 대할 것이 아니라 더욱 더 예의를 갖추어 상대방이 잘못 알고 있는 내용에 대해 적극적으로 설명하는 화법을 사용한다면 상대방의 화를 풀 수 있을 뿐 아니라 좋은 인간관계를 이룰 수 있다.

상대방의 불평을 나쁘게만 생각하지 말고 일단 수긍하여 받아들이면서 인내를 가지고 더욱 자세히, 더욱 친절히, 더욱 적극적으로 응대하면 모든 일이 자연스럽고 쉽게 풀릴 수 있다.

상대방의 기분을 좋게 해주는 표현을 쓰도록 하자. 무심코 상대방의 자존심을 자극하거나 기분을 언짢게 하는 표현을 삼간다. 예를 들면, "아직도 그걸 모르세요?","웬만한 사람들은 다 알고 있는 내용인데요." 등의 표현은 삼가는 것이 좋다.

〈고객 응대 기본화법〉

기다리게 할 때	- 죄송합니다. 잠시만 기다려 주시겠습니까?
기다리고 난 후	- 오래 기다리게 해서 죄송합니다.
물어볼 때	- 죄송합니다만, ~ 입니까?
용무 처리가 될 때	- 예, 알겠습니다.
용무 처리가 안 될 때	- 죄송합니다만....
부탁이나 의뢰할 때	- 죄송합니다만, ~ 해 주시겠습니까?
다시 물어볼 때	- 한 번 더 말씀해 주시겠습니까?
환자의 의견을 물을 때	- ~ 이 어떻겠습니까?
담당자를 바꿔줄 때	- 담당자를 바꾸어 드리겠습니다. - 잠시만 기다려 주시겠습니까?
현금을 받았을 때	- O원 받았습니다.
안내를 해 줄 때	- 죄송합니다만, OO번 창구로 가 주시겠습니까?
돈이나 물건을 내줄 때	- OO원 여기 있습니다. 고맙습니다.
환자를 배웅하며 인사 시	- 감사합니다. 안녕히 가십시오.

〈고객 접객 용어〉

너희들	→ 여러분
누구, 누구지요?	→ 어느 분, 어느 분이십니까?
저 사람	→ 저 분, 저 쪽에 계신 분
OO회사 사람	→ OO회사에서 오신 분, OO회사 손님
없습니까?	→ 안 계십니까? 안 계십니다.
누구입니까?	→ 누구십니까?
있습니다	→ 계십니다
같이 온 사람	→ 같이 오신 분, 동행하신 분

자리에 없어요.	→ 자리를 비우셨습니다. 자리에 안 계십니다.
안 됩니다. 못 합니다	→ 어렵습니다. 하기 곤란합니다.
몰라요	→ 잘 모르겠습니다.
전화해 주세요	→ 전화 부탁드리겠습니다.
어떨까요?	→ 어떻겠습니까?
다시 오세요	→ 다시 한 번 와 주시겠습니까?
무슨 일입니까?	→ 용건이 무엇인지 말씀해 주시겠습니까?
누굴 찾아왔지요?	→ 어느 분에게 용무가 있으신지요?
불러 보지요	→ 불러 보겠습니다.
뭐라고 했지요?	→ 뭐라고 말씀하셨습니까?
알았어요.	→ 알겠습니다.
나는	→ 저는, 저희는
아저씨	→ 선생님
아주머니	→ 사모님
할아버지, 할머니	→ 어르신, 어르신께서
어서오세요.	→ 어서오십시오. 이렇게 찾아주셔서 감사합니다.
조금 기다려주세요.	→ 죄송합니다만 잠시 기다려 주시겠습니까?
이름이 뭡니까?	→ 죄송합니다만 존함이 무엇인지요?
이름과 주소를 써주세요.	→ 죄송합니다만 여기 존함과 주소를 기록해 주시겠습니까?
잘못했습니다.	→ 죄송합니다. 드릴 말씀이 없습니다.
또 오세요.	→ 안녕히 가십시오. 또 뵙겠습니다.
누구십니까?	→ 실례지만 성함이 어떻게 되시는지요?
OO씨 입니까?	→ 실례지만 OO씨 입니까?
무슨 용건입니까?	→ 무엇을 도와드릴까요?
잠깐 기다려 주십시오.	→ (죄송하지만) 잠시 기다려 주시겠습니까?
(담당자는) 곧 옵니다.	→ (구체적으로) '몇 시 이후' 혹은 '몇 분 후에'
자리에 없습니다	→ 지금 자리에 없습니다만, 메모를 남겨두시겠습니까?
외출 중입니다.	→ 외출 중입니다만 O시경에 돌아올 예정입니다. 혹시 전하실 말씀이 있으십니까?
돌아오면 말해두겠습니다	→ 돌아오면 전해 드리겠습니다.
또 와주시겠습니까?	→ (번거로우시더라도, 가능하시다면, 죄송합니다만) 또....
이쪽에서 가겠습니다.	→ 제가(저희가) 가도 괜찮겠습니까?
전화 주십시오.	→ (가능하시다면) 전화주시면 감사하겠습니다.
다시 한 번 말해 주십시오.	→ (전화상태가 좋지 못한데) 다시 말씀해 주시겠습니까?
알았습니다.	→ 네, 잘 알겠습니다.

모르겠습니다.	→ 죄송합니다만 제가 잘 모르는데 확인해 보겠습니다. 죄송합니다만, OO로 문의해 주시겠습니까?
알고있습니다.	→ 예, 알고 있습니다.
할 수 없습니다.	→ 최선을 다해보겠지만, 어려울 것 같습니다. (좀 곤란합니다)
미안합니다.	→ 미안합니다. (조심하겠습니다. 양해해주십시오, 앞으로 유의하겠습니다.)
없습니다.	→ 없습니다만, OO나 OO는 어떠신지요.
일주일 정도 걸립니다.	→ 일주일 정도 걸립니다만, 지장이 없으시겠습니까? (괜찮으시겠습니까?)
잔돈은 없습니까?	→ 잔돈으로 준비해 주시면 감사하겠습니다.
알아봐 주십시오	→ (번거로우시더라도, 가능하시다면) 알아봐주시면 감사하겠습니다
이쪽으로 오십시오	→ 이쪽으로 오셔주시겠습니까?

5) 상황별 스몰토크

스몰토크란 어색한 분위기를 누그러뜨리는 소소한 일상의 대화로 상대와의 마음의 거리를 좁혀주는 역할을 한다. 상대의 마음을 얻으려면 주제와 상관없는 얘기를 먼저 꺼내면 아주 효과적이다. 상담시 뿐만 아니라 진료실 안에서도 마찬가지이다. 스몰토크에는 날씨인사, 건강 관련 인사, 뭔가 권하기, 칭찬하기 등이 있는데 상황별 구체적 표현들을 알아보자.

상 황		환영의 인사말	환송의 인사말
날씨	화창한 날씨	- 날씨가 너무 좋죠? - 날씨가 많이 풀렸죠? - 햇살이 너무 따뜻하네요.	- 오늘 날씨가 너무 좋네요. 치료도 다 마쳤으니까 즐거운 하루 되세요 - 날씨도 좋은데 데이트 약속 있으세요? - 치료 다 받고 난 다음에 산책이라도 하세요.
	비 오는 날	- 비 오는데 오시느라 고생하셨죠? - 비에 옷이 젖었네요. 마른 수건 좀 드릴께요. - 우산 주세요. 제가 꽂아 드릴께요. - 여기 차 한잔 드세요	- 비 오는데 옷 젖지 않게 조심히 가세요. - 우산 있으세요? 없으시면 걱정하지 마세요. 여기 준비된 우산 있거든요. - 비바람이 불어서 감기 조심하셔야 되겠어요.

상 황		환영의 인사말	환송의 인사말
날씨	춥고 눈 오는 날	- 날씨가 많이 춥죠? 감기는 안 걸리셨어요? - 밖에 바람이 많이 불죠? 여기 따뜻한 차 한 잔 드시면서 몸 좀 녹이세요. - 날씨가 많이 추운데 따뜻하게 입으셨어요? - 눈이 많이 오는데 미끄럽지 않으세요? - 눈이 많이 내리네요. 안 추우세요?	- 밖에 날씨가 많이 추워요. 옷을 단단히 채비하고 가셔야 될 것 같네요. - 눈길에 미끄러지지 않게 조심하세요. - 계단이 미끄러울 수 있으니 조심하세요. - 추운데 살펴 가세요. - 댁에 얼른 가셔서 따뜻한 차로 몸 좀 녹이세요.
	무더운 날	- 날씨가 많이 덥죠? 여기 시원한 음료수를 한 잔 드시고 한숨 돌리세요. - 여기 차가운 물수건 있습니다. 땀 좀 닦으세요. - 날씨도 더운데 오시느라 고생하셨습니다. 땀 좀 식히세요.	- 더운데 좀 시원한 음료수 한 잔 드시고 가시죠. - 날씨가 더워서 치과 오시기 힘드시죠? 다음번에 한 번만 더 오시면 치료가 마무리 되네요. - 너무 뜨거울 때 오시면 힘드시니까 오전에 일찍 오세요. 많이 기다리시지 않도록 약속 잡겠습니다.
연령	60대 이상의 청년층	- 계단 올라오기 힘드셨죠? - 건강은 요즘 좀 어떠세요? - 가족은 모두 안녕 하시지요? - 요즘 좋은 일 있으세요? 그동안 젊어지신 것 같아요.	- 계단 조심하세요. - 오늘 힘드셨죠? 고생 많이 하셨어요. 다음번엔 좀 편하게 치료 받으실 거예요. - 제가 좀 부축해 드릴까요? - 환절기에 감기 조심하세요.
	30~40 대 직장인	- 요즘 많이 바쁘시죠? 하시는 일은 잘되시죠? - 바쁘신데 시간 내서 오셨네요. 빨리 치료 받으실 수 있게 해 드릴께요. - 빠른 시간 내에 치료해 드리겠습니다.	- 수고 하셨습니다. 오늘 좀 어려운 치료였는데 고생 많으셨어요. - 내일은 시간 많이 안 걸리실꺼예요. - OO 많이 컸죠? 보고 싶네요. 다음 번에 데리고 오세요. 검진 한번 해 드릴께요. - 다음번에 OO분 정도 소요되는 치료 하실꺼예요. 약속시간에 맞춰서 오시면 기다리시지 않고 치료받으실 수 있도록 해 드릴께요. - 전화 한번 먼저 주고 오시면 기다리시지 않도록 해드리겠습니다. - 일하시면서 치료받을 시간 내기 힘드시죠? 수고하셨습니다.
	30~40대 주부	- 어머님은 피부가 참 고우세요. - 이렇게 큰 애가 있으세요? 정말 젊어 보이세요. - 오늘 화사하게 보이세요. 아가씨 같아요 - 따님은 잘 지내요? 자녀분들이 엄마, 아빠 닮아서 예뻐요	- 오늘 어려운 진료였는데 힘드셨죠? 집에 가셔서 좀 쉬세요 - 어머님께서 치료 중에 잘 도와주셔서 잘 되었어요. - 좋은 하루 되세요

상 황		환영의 인사말	환송의 인사말
연령	어린 자녀를 동반	- 멋진OO 왔구나. 오늘 치료 잘 받아서 엄마한테 칭찬해달라고 하자. - 용감하게 치료 받아서 엄마한테 의젓한 모습 보여주자 - 예쁜옷(장난감, 시계) 입고 왔네. 누가 사줬어요?	- OO 얼굴만 예쁜 줄 알았더니 치료도 잘 받네? 자, 선물 이에요. 다음번에도 치료 잘 받으면 이모가 또 선물 줄거예요. - 너무 치료를 잘 받았으니까 꼭 엄마가 칭찬해 주세요. - 치료를 이렇게 잘 받기 어려운데 OO는 언제나 치료를 잘 받아서 이모들이 기분이 좋아요.
	어린이 고객	- 우리 씩씩한 OO 왔구나. - 잘생긴 OO 왔구나. - 키가 많이 컸네. 와! 멋있어졌네. - 치료 잘 받는 OO 왔구나. - 혼자 왔어? 와 용감한 어린이구나. 즐거운 치과에서 제일 치료 잘 받는 어린이 될거야?	- 얼굴도 예쁘고 혼자서도 이렇게 치료를 잘 받아요? 이모가 집에 전화해서 치료 잘 받는 어린이라고 전화해줘야겠네? - OO는 남자답게 씩씩하구나. - 치료를 너무 잘했어요. - 정말 잘했어요. 엄마한테 집에 가서 칭찬 많이 받았다고 말해 알았지?
	청소년 고객	- OO학생 오랜만이네요. 잘지내지요? - 머리 잘랐구나. - 요즘 공부는 잘되요? - 공부하느라 힘들지 않아요?	- OO군, 내일부터는 맛있는 음식 많이 먹을 수 있을 꺼예요. 수고했어요. - OO학생 잘가요. 다음에 멋진 모습으로 만나요.

2. 비언어적 의사소통

대화를 메시지의 전달과정이라고 볼 때 언어적 요소와 비언어적 요소로 나누어 본다면 일상생활에서 소통되는 메시지의 70% 이상이 비언어적 소통에 의한다.

1961년 미국의 대통령 선거에서 케네디가 닉슨을 물리치고 대통령에 당선된 것은 케네디가 젊고 신선하기 때문이기도 하지만 그보다도 그의 뛰어난 대중을 사로잡는 스피치와 거기에 사용된 제스처가 큰 역할을 했다고 볼 수 있다. 두 사람이 처음 텔레비전에서 대결을 할 때, 케네디는 그 개성 있는 얼굴에 미소를 띠고 유머와 세련된 제스처로 시청자들을 매료시켜 그 여파로 대통령에 당선되었다는 이야기는 너무나도 유명하다. 이토록 대중 스피치나 대화에서 제스처는 생각보다 큰 영향을 미치고 있다.

각종 의사전달에서 사용되는 손놀림, 몸짓, 얼굴 표정, 동작 등을 통틀어 제스처라고 한다. 제스처는 말을 보다 정확하게 전달하려는 언어의 보조 활동으로, 듣는 사람에게 미치는 영향이 매우 크다고 볼 수 있다.

말을 할 때 사용되는 다양한 몸짓(제스처)은 말을 보다 정확하게 전달하려는 자연스러운 동작이며, 자기의 생각과 감정을 강력히 전하는 대단히 중요한 기술임을 알고 체계적이고 집중적인 훈련을 통해 적극적인 습득을 하여야 한다.

〈Communication의 구성요소〉

구 분	구성요소	비율
비언어적 Communication	태도, 몸짓, 동작, 표현	55%
언어적 Communication	단어의 선택 및 배열	38%
음성표현	말의 내용	7%

1) 몸짓언어의 기본

① 무엇보다 자연스러워야 한다.
② 변화와 생동감이 있어야 한다.
③ 내용과 일치하는 제스처이어야 한다.
④ 눈은 제스처의 방향과 일치되어야 한다.
⑤ 격에 알맞은 제스처를 사용하여야 한다.
⑥ 동작에 자신감과 확신이 있어야 한다.
⑦ 손가락 사용을 자제하여야 한다.
⑧ 흔들리거나 힘이 없는 제스처는 자제하여야 한다.

2) 병원코디네이터의 몸짓언어

좋은 몸짓언어	좋지 않은 몸짓언어
눈맞추기	팔짱 끼기
미소 짓기	뒤로 제치기
상체 앞으로 기울이기	뒷짐 지기
상대를 향해 몸 열기	어깨 한쪽으로 기울이기
고개 끄덕이기	코나 머리 만지기
손은 테이블 위로	손 주머니에 넣기

3) 고객의 몸짓언어

① 손바닥 문지르기

긍정적인 신호이다. 대개 열정, 기대, 약간의 걱정의 표현이다. 상담에 대비한다.

② 얼굴 만지기

상대방이 말한 것을 곰곰이 생각하거나 치료의 종류를 어떻게 선택할 것인가를 생각한다는 의미이다. 상담자는 고객의 다음 행동을 조용히 기다리는 것이 중요하다.

③ 팔짱 끼기 및 다리를 꼰 자세

고전적인 자기 방어 제스처이다. 이 모습의 사람들은 “나를 내버려두세요.”라고 말하는 것이다. 치료설명을 늦추고 고객을 안심시키는 일이 선행되어야 한다. 고객에게 사무적이 아닌 감정으로 대해야 한다. 팔짱이 풀리면 상담을 위한 다음의 단계로 진행한다.

④ 갑작스런 제스처의 변경

만약 팔짱을 끼고 있는 고객이 있다면 실제로는 방어적인 의사표시가 아니고 냉담하다는 표시일 수도 있다 주의해서 볼 사항은 제스처의 갑작스런 변경이다.

만약 호의적이고 자유스럽게 대화하다가 갑작스럽게 팔짱을 낀다면 상담 중 상담자의 설명이나 시연에 문제점이 있다는 표시이다. 따라서 즉시 설명 또는 시연을 마치고 어떤 문제점이 있는지 확인한다. 상담자는 고객을 대할 때는 학생처럼 행동한다. 만약 이 제스처의 변화를 모르고 계속 설명 또는 시연을 한다면 잠재고객을 잃는 결과를 얻을 뿐이다.

⑤ 마주 앉아 이야기할 때 윗도리의 단추를 풀고 배를 내보인다.

상대에 대해 경계심을 풀었다는 증거이다. 대개의 사람들은 퇴근하여 집에 들어가면 먼저 상의를 벗고 옷을 갈아입는다. 이것은 하루의 긴장에서 해방되려는 심리에서 비롯된 것이다. 마찬가지로 당신과 얘기하는데 윗도리의 단추를 풀면 편안하게 생각하고 있다는 뜻이므로 안심해도 좋을 듯하다.

⑥ 등줄기를 곧추세운다.

이런 자세를 자주 취하는 사람은 자기규정이 명확한 성격이다. 동시에 원리 원칙을 고수하면서 정신적으로 유연성이 부족하다. 원만하면 가벼운 장난이나 농담도 잘 통하지 않는다고 볼 수 있다.

⑦ 마주 앉은 사람을 향해 등을 곧추세우고 부동의 자세를 취한다.

상대에 대해 방어의 벽을 쌓은 상태이다. 서로 마주 앉아 대화를 나눌 때 이런 자세를 취하는 것은 상대와 인격적인 교제를 거부하는 것이다.

⑧ 대화 도중 웃으면서 팔짱을 낀다.

상대의 이야기를 경청하고 있다는 뜻이다. 웃으면서 팔짱을 낀다는 것은 거절이나 대립의식의 표현이라기보다는 상대의 이야기에 흥미를 느끼기 때문이다. 즉, 상대의 이야기에서 정보를 하나라도 놓치지 않겠다는 의미이다.

⑨ 소매를 걷어 올린다.

힘의 과시인 동시에 적극성의 표현이다. 사람들은 언쟁이 치열해지면 대개 소매를 걷어붙이는 것은 자신의 힘을 과시하고 적극적으로 대들겠다는 의사 표시이다.

⑩ 양복의 옷깃을 잡고 가슴을 펴서 뒤로 젖힌다.

자신의 직업에 자신감과 긍지를 지니고 있는 사람이다. 영화에 등장하는 암흑가의 두목은 대개 이런 행동을 자주 보여 주는데, 그들도 자신의 직업에 긍지를 지니기 때문일까 조끼 주머니에 손을 넣는 행동도 마찬가지 심리에서 나온다.

⑪ 눈이나 코, 턱 등의 얼굴의 일부분을 만진다.

자기의 허약함을 감추려는 의사 표시다. 가축이 병들었을 때는 자기의 몸을 핥는 버릇이 있듯이 인간도 나약해졌을 때는 자기의 얼굴을 만지는 버릇이 있다. 그러므로 고객에게 뭔가를 추궁할 때 이런 행동을 보이면 확실히 심증을 굳혀도 좋다.

⑫ 맞장구를 치지 않고 가벼운 미소를 짓는다.

완곡한 거부나 난처함의 표시이다. 귀찮은 상대나 보기 싫은 손님을 내쫓는 데는 맞장구를 치지 않고 그저 가벼운 미소만 짓는 것이 상책이다. 이러한 미소는 상대를 혹독하게 거절하지도 않으면서 스스로 물러나게 하는 효과를 지닌다. 고객이 싱긋 미소를 짓는다고 반드시 긍정의 뜻은 아닌 것이다.

⑬ 공연히 무뚝뚝한 표정을 짓는다.

마음속에 간직하고 있는 혼자만의 기쁨을 남에게 알리지 않으려는 속셈이다. 화투나 포커를 칠 때 좋은 패가 들어오면 일부러 표정을 찡그리지 않는가. 고객이 별다른 이유 없이 일부러 무표정한 상태에 있다면 그것은 진료나 가격에 만족스럽다는 의미일 수도 있으니 괜히 긴장할 필요 없다. 당신은 웃음으로 답해주면 된다.

커뮤니케이션 자가 체크

체크일자 : 부서 : 성명 :

■ 항상 그렇다 : 10점 ■ 때때로 그렇다 : 5점 ■ 전혀 그렇지 않다 : 0점	점수(100)		
	10	5	0
1. 고객에게 어느 부분이 문제인지 부드럽게 질문을 하는가?			
2. 질문할 타이밍을 잘 맞추는가?			
3. 고객이 말할 때 고객의 말을 중단시키지 않고 끝까지 경청하는가?			
4. 고개를 끄덕이는 등 적절한 몸짓언어를 사용하는가?			
5. 고객이 말할 때 적절히 맞장구를 치며 듣는가?			
6. 고객감정과 같은 감정으로 공감하고 있음을 표현하는가?			
7. 고객의 문의에 대해 다른 직원에게 미루지 않고 해결해 주려고 노력하는가?			
8. 고객의 설명이나 문의 후 본인이 제대로 이해했는지 확인하는가?			
9. 고객을 항상 공평하게 응대하는가?			
10. 고객응대 중 전화가 왔을 때 양해를 구하고 전화를 받는가?			

- **당신의 점수는 :**

3. 신뢰를 얻는 상담기법

1) 병원고객 상담의 이해

상담은 일반적으로 도움이 필요한 사람에게 도움을 주는 과정이며, 개인이 삶의 현장에서 문제에 부딪치게 되면 최선의 잠재력을 발휘해서 자신이 가지고 있는 문제를 스스로 해결해 나갈 수 있게 학습할 수 있도록 도와주는 과정이다. 상담은 인간문제 자체만큼이나 복잡한 행동이기 때문에 전체를 통합적으로 파악하기란 쉽지 않다. 상담과정에서 정보의 제공이 이루어지기는 하나 정보를 제공해 주는 것은 상담이 아니며, 상담은 충고나 암시를 해주는 것이 아니다. 강요나 위협에 의해 태도나 행동에 영향을 미치는 것도 아니며, 어떤 행동의 변화가 상담자에 의해 변화되는 것이 아니다. 상담은 고객 스스로 자신을 발견하고 최대한의 발달과 복지를 위해 돕는 것이다.

상담은 일반적으로 전문가가 비전문가의 요구나 해결하고자하는 문제를 의뢰받고 전문적인 정보를 제공하여 비전문가가 이를 해결하는데 도움을 주는 과정을 말하는데, 일상적으로 병원에서 고객인 환자와 그의 상태 및 진료계획을 가지고 대화하는 모든 과정을 진료상담이라고 할 수 있다.

병원에서 바람직한 진료상담은 고객과 병원 쌍방이 고객의 상태 및 조건을 충분히 이해하여 그에 알맞은 단기적 진료계획 및 계속적인 관리계획을 수립하는 것을 목적으로 한다. 진료상담은 의사 고유의 업무이긴 하지만 실제로 병원을 찾는 고객은 의사를 만나기전이나 그 후에 직원들에게 여러 가지를 물어보는 일이 많다. 진료과정은 물론 의사의 실력, 진료 후 효과나 휴유증, 진료비 등에 대해 다시 한 번 확인하고 싶어 하는 것이다. 따라서 병원코디네이터가 수행하는 진료상담 실무란 의사를 도와 고객이 편안하게 진료를 받을 수 있도록 도와주는 일련의 전문적 서비스이다. (박종선, 2008)

가) 상담의 기능

① 조언(advice)

- 고객의 치료에 대한 판단을 하고 진료과정을 설정 한다.
- 건강과 관련되어 있기 때문에 진지하게 경청하고 의존하는 관계이다.
- 고객은 자신의 건강에 대한 조언을 기대한다.

② 안도감의 부여(reassurance)

- 치료에 대해 대처할 수 있는 자신감을 부여
- 경과가 양호하니, 걱정하지 마십시오. 치료가 잘 될 것입니다.
- 고객에게 안도감을 줄 수 있다.

③ 의사소통(communication)

- 역지사지의 의사소통 촉진시키는 기능
- 고객의 건강상태, 심리상태를 의료진에게 전달
- 의사소통을 통해 고객에게 진료과정을 상세하게 설명하는데 도움이 된다.

④ 감정적 긴장상태의 완화

- 고객 상담의 가장 중요한 기능은 감정적 긴장상태를 완화시키는 것
- 고객은 상담을 통해 자신의 좌절이나 문제에 대한 감정적 완화를 얻으려 한다.
- 고객의 문제를 동정적인 청취자에게 설명함으로써 긴장상태를 완화시키고, 보다 응집력 있고 합리적인 사고를 가지게 된다.

⑤ 사고의 명확화

- 감정적 완화상태의 결과
- 상담자는 이 과정에 적절한 도움을 줄 수 있다.
- 사고의 명확화로 인하여 개인은 감정적 문제에 대한 책임을 인정하게 됨.

⑥ 사고의 전환

- 문제에 대한 단순히 감정적 완화나 사고의 명확화 이상의 의미를 지닌다.

나) 상담 환경관리

고객과의 상담을 위한 환경 조성은 원활한 고객과의 의사소통과 신뢰감을 높일 수 있는 중요한 요소이다. 편안하고 적극적이며 고객을 위한 상담은 고객으로 하여금 병원에 대한 신뢰감을 주는 것은 물론, 효율적인 상담을 통해 고객이 가지고 있는 병원에 대한 두려움과 진료

에 대한 공포감을 줄여줄 수 있다.

① 상담실은 가급적 독립적인 공간을 확보하도록 한다.
② 상담실 테이블은 가급적 원탁으로 한다.
③ 상담 테이블은 정리정돈이 말끔히 되어 있어야 하고, 개인적인 물품은 없앤다. 생화나 작은 화분 등을 배치한다.
④ 외부의 소음을 차단하고 상담실 내부의 소리가 밖으로 새어나가지 않도록 한다.
⑤ 상담실의 조명은 너무 밝거나 어둡지 않은 형광등을 사용한다.
⑥ 고객과 보호자가 모두 앉을 수 있는 의자를 여유 있게 준비한다.
⑦ 고객의 소지품을 놓을 수 있는 장소를 확보한다.
⑧ 상담에 도움이 되는 음악을 틀고, 방향제를 활용하여 후각적인 만족도 고려한다.
⑨ 장시간이 걸리는 상담인 경우, 음료를 따로 준비한다.
⑩ 필요에 따라서는 거울, 달력, 메모도구 등을 마련한다.

2) 올바른 상담 자세

상담을 잘한다는 것은 자신이 의도하는 것을 상대방에게 적극적으로 전달하는 것이다. 그러려면 듣기 좋은 음성과 말로, 호감이 가도록 메시지를 표현하여 효과적으로 말하는 요령을 익히는 것이 필요하다. 부정적인 표현보다는 긍정적인 표현을 사용할 수 있도록 하며 명령형보다는 의뢰형의 언어를 구사하고, 정중하고 공손하게, 센스 있게, 상황에 맞춰 탄력적으로 부드럽게 하며 반론극복을 이용하여 명료하게 대화를 진행해야 한다.

가) 상담시의 바른 자세

눈	듣는 사람을 정면으로 보고 경청하며, 시선을 자주 마주치고 고객의 눈을 부드럽게 주시하면서 한다. 바라보는 시선의 위치는 고객의 이마에서부터 목선까지 번갈아 가면서 보고 미간을 주시하면서 상담을 하면 훨씬 부드러워 진다. • 고객이 불평을 하거나 곤란한 질문을 하면 당신은 시선을 다른 데로 돌리지 않는가? • 눈을 너무 자주 깜빡 거리거나 굴리는 행동은 하지 않는가?
표정	밝게 눈과 표정으로 말한다. • 얼굴을 찌푸리며 싫은 표정을 하지는 않는가? • 무표정 하지는 않는가?

자세	등을 펴고 똑바른 자세, 자연스런 제스처 사용. 손짓이나 웃음이 지나치지 않아야 한다. 정면을 바라보고 고객을 향해 조금 앞으로 내민 자세를 취한다. 고객의 말에 끄덕이며 메모하는 자세를 취한다. • 팔짱을 끼고 있지는 않는가? • 과도한 손동작을 하고 있지는 않는가? • 손으로 턱을 괴고 있지는 않는가? • 의자에 편하게 기대서 상담을 하거나 다리를 꼬고 앉아 있지는 않는가?
음성	한 톤을 올려서 적당한 속도로 맑은 목소리를 낸다. 강조할 부분에서 반드시 액센트를 가한다 사람들은 당신이 무엇을 이야기 하는가 보다는 어떻게 이야기 하는가에 더 민감한 반응을 보인다. 목소리가 무미건조하거나 성급하거나 생색내는 듯한 말투를 쓰지 않는다. 고객에게 확신을 주는 목소리를 연출하라. 상담을 할 때 가장 적합한 음성의 톤은 "미"음이다. 다만 전화 상담을 할 경우에는 "솔"음으로 진행한다. • 매너리즘에 빠져 있거나 지친 음성은 아닌가? • 당신의 음성은 듣기 거북하지는 않는가? • 말을 하면서 당신의 음성이 올라가지는 않는가? • 목소리의 크기가 너무 크거나 작지는 않는가?
입	입은 똑바로, 정확한 발음, 자연스럽게, 상냥하게 한다. • 혹시 어색한 미소를 짓지는 않는가? • 과장되게 웃고 있지는 않는가? • 웃으면서 손으로 입을 가리지는 않는가? • 설명을 하면서 입이 삐뚤어지지는 않는가? • 고객과 의사전달이 잘 되지 않는다고 한숨을 쉬지는 않는가? • 입 냄새가 나고 있지는 않는가?
말씨	알기 쉬운 용어 사용, 경어, 말끝을 흐리지 않고 명료하게 한다. 맞장구를 치면서, 질문을 섞어가면서 모르면 물어보고 복창해 주면서 한다. • 설명하기 곤란한 부분에서 말끝을 흐리지는 않는가? • 전문용어를 쓰면서 고객이 모른다고 핀잔을 주지는 않는가? • 적당히 반말을 섞어서 상담을 하고 있지는 않는가? • 말의 속도가 너무 느리거나 빠르지는 않는가?
마음	성의와 선의를 가지고 고객을 편하게 한다. 흥미를 가지고 말하고자 하는 의도나 치료받고자 하는 의도가 느껴질 때까지 충분히 고객을 만족시킨다. 고객에게 반드시 피드백을 요청하라. • 보험이나 저가의 진료를 받는다고 무시하지 않는가? • 고객의 첫인상으로 선입견을 가지고 상담에 임하고 있지는 않는가? • 내 스타일이 아니라고 무성의 하게 대하고 있지는 않는가? • 내 의도대로 되지 않는 고객이라고 형식적으로 상담에 임하고 있지는 않는가? • 진료결정을 고객의 입장에서 선택을 하게 하는 것이 아니라 강요를 하고 있지는 않는가? • 고객이 돌아가고 난 다음 고객에 대한 비난을 하지는 않는가? • 당신은 고객이 무엇을 궁금해 하고 무엇을 원하는지를 자주 점검하면서 상담을 진행 하는가?

나) 고객(환자)의 심리

병원은 다른 곳과 달리 몸과 마음이 성치 못한 사람들이 치료를 목적으로 찾아오는 곳이다. 그들 대부분은 질병으로 인한 고통과 병원에 대한 불안감을 갖고 있으며 작은 일에도 흥분하기 쉽다. 병원에 근무하는 직원으로서 직장의 성격을 잘 이해하고 각각의 위치에서 사명감을 가지고 근무하여야 할 것이다. 모든 직원들은 먼저 환자의 입장에서 환자가 어떠한 생각을 하고 있는지 알 필요가 있다. 즉, 환자의 심리상태를 파악하는 것을 말한다.

① 건강해지고 싶다.
② 불안감을 가지고 있다.(병에 대한 불안감을 갖고 있다)
③ 친절한 대우를 받고 싶어 한다.
④ 치료비 걱정을 하게 된다.
⑤ 책임 있는 대우를 받고 싶어 한다.
- 환자는 자기의 병세에 대하여 친절한 상담을 할 수 있기를 원한다.
- 의사와 간호사에게 문의할 수 없을 때 타 직원을 통하여 알고 싶어 한다.
- 이것에 대하여 최대한 친절히 대답하여 주고 전문적인 설명은 주치 의사에게 듣도록 안내해준다.

⑥ 기다리지 않고 신속히 치료 받기를 원한다.
- 환자들이 가능하면 기다리지 않고 신속하게 치료받기를 원한다.
- 응급환자나 수술이나 회진 등으로 진료가 지연될 경우에 충분한 설명과 기다리게 해서 미안하다는 인사말을 잊지 않아야 한다.
- 환자들은 자신이 병원에 아는 사람이 있을 때 자신은 모든 면에서 특별한 대우를 받게 될 것이라는 생각에 큰 위안을 갖게 되지만 그렇지 못한 환자는 반대로 그런 환자들 때문에 자신은 마치 어떤 불이익이나 손해를 보지 않을까 하고 불안해하게 된다. 따라서 직원은 모든 환자에게 동등한 대우로 똑같이 대해주어야 하며 혹 가족이나 아는 사람이 외래 또는 입원하였을 때에도 다른 환자에게 위화감이나 불쾌감을 주지 않도록 각별히 신경 써서 행동하여야 한다.

⑦ 비밀을 지키고 싶어 한다.
- 환자는 자기의 질병에 대하여 비밀을 지키고 싶어 한다. 그러므로 의무기록을 소중히 다루고 내용이 타인에게 알려지지 않도록 주의해야 한다.

3) 동의 수준을 높이는 상담요령

가) 질(Quality)을 강조한다.

① 이상적인 치료 계획을 먼저 설명하며, 두 가지 이상의 방법을 제시하여 설명할 경우 치료비의 차이보다는 질의 차이를 강조한다.
② 고객의 기대 수준과 포기 할 경우에 나타나는 문제점을 충분히 설명한다.
③ 치료보다는 치료로부터 얻어지는 편익에 초점을 맞춘다.
④ 치료계획서를 작성하여 제공 한다
⑤ 주변 경쟁병원의 진료특성을 분석하여 우리병원의 강정과 이점에 대하여 비교 설명한다.

나) 시각적인 자료를 많이 활용한다.

① 직접 만들거나 시중에 나와 있는 책자나 사진, 모형물을 이용한다.
② 상담실에는 뷰박스를 준비해 놓는다.
③ 설명문, 사전 제작된 프리젠테이션 자료, 병원에 대한 소개 자료, 의사 소개파일, 유명인 사진, 진료 브로셔, 진료 사례집 등을 미리 준비한다.

다) 고객을 이해한다.

① 고객이 아닌 인격체로 이해한다.
② 고객의 긴장감을 풀어주고 Rapport를 형성하도록 한다.
③ 고객이 무엇을 원하는지, 다른 병원에서 얻지 못한 것은 무엇인지를 분석한다.
④ 심리적인 어려움이 있을 경우, 원인을 분석하여 심리적 위로와 함께 치료에 동참하도록 한다.
⑤ 고객의 태도와 감정을 그대로 받아들이고 적절히 반사한다.
⑥ 고객의 상태가 좋지 않다고 해도 적절한 치료를 받고 집에서 관리를 잘 한다면 건강해 질 것이라고 안심시킨다.
⑦ 고객의 이름을 기억하여 상담하는 동안 몇 번을 불러주면 친밀감과 신뢰가 형성된다.
⑧ 다음 번 예약도 상담실에서 직접 잡도록 배려하고, 약속을 지키도록 미리 확인 전화를 한다.
⑨ 고객 스스로 느끼지 못하는 좋아진 점들을 알려준다.
⑩ 치료과정 동안 꾸준한 전화상담과 직접 상담을 하고 치료 후 Follow-up을 한다.

⑪ 진료를 마친 후 소감을 말하거나 쓰게 하여, 다음 상담에 대비한다. 이때 궁금한 사항이 있을 경우 재 상담을 실시한다.

라) 고객의 참여를 유도한다.

① 고객의 뜻을 존중하는 태도를 보일 때 고객들 또한 치료에 협조적일 것이다.
② 잦은 질문을 통하여 고객의 요구나 상황을 충분히 설명하도록 한다.
③ 모형물이나 시각적인 자료를 제공함으로 직접 만져보거나 집에 가져가서 읽어볼 수 있도록 제공한다.
④ 상담의 진료계획서, 품질 보증서를 작성하여 고객에게 제공하고, 상담 차트에 상담받은 내용을 확인시켜 서명을 받아 놓는다.
⑤ 진료과정 및 상담과정에 대한 만족도를 측정하는 도구를 개발하여 고객으로 하여금 서비스에 직접 참여하게 함으로 충성고객으로 전환시킨다.
⑥ 병원의 수익향상을 위해 소개 환자를 정중히 부탁한다.

마) 진료 차트에 상담 내용을 기록한다.

① 상담 차트에는 고객관계 관리를 위한 고객의 성격적 특성, 외형적 특성, 진료 특이성, 경제적인 상황, 가족관계 등을 명확히 기재한다.
② 정확하고 자세하게 기록하여 같은 설명이나 같은 질문을 하지 않도록 한다.
③ 의료사고를 대비하여 설명에 관한 항목을 정리하여 반드시 고객 서명을 받도록 한다.

바) 진료 가격에 대한 상세한 설명을 하고, 진료 항목의 세부가격 내역서를 제공한다.

① 진료비에 대한 설명 전에 검사가 이루어지는 과정을 자세히 설명한다.
② 진료비가 비싸다는 것은 고객이 진료의 가치를 인정하지 못할 때 나타날 수 있는 당연한 반응이며 그 가치를 인정할 때 지불할 지가 결정된다.
③ 고객들은 진료비가 비싸기 때문에 화를 내는 것이 아니고 진료비

가 높아진 이유에 대해 충분히 설명을 듣지 못했기 때문에 화를 낸다.

④ 말로만 설명을 하지 말고 세부가격 내역서를 작성하여 설명한다.

⑤ 진료가격의 경제적인 이유 때문에 결정을 망설일 경우, 고객으로 하여금 생각할 시간을 제공하고 다음에 오겠다고 하시는 경우에는 전화를 걸어 결정여부를 묻고 진료의 가치에 대하여 다시 한 번 설명을 한다.

사) 책임 있는 상담자의 태도를 보인다.

① 호감이 가고 매력적으로 보일 수 있는 의상을 선택하고 깔끔하고 신뢰 가는 느낌을 만든다.

② 고객이 들어오면 반드시 일어나서 응대를 하고, 자리를 먼저 권하고, 명함으로 상담자의 소개를 한다.

③ 진료 전 상담일 경우, 상담을 마친 후 직접 담당의사에게 안내를 하고 소개를 한 후 고객의 상황을 간략하게 브리핑 한다

④ 진료 상담이 마지막 과정일 경우 상담이 끝난 후 고객을 접수대로 직접 안내하고, 계산이 완료되면 병원의 정문이나 엘리베이터 앞까지 가서 마지막 배웅을 책임진다.

⑤ 재방문의 경우 상담을 하지 않고, 치료만 하는 경우에도 방문하여 경과사항을 보고하고 고객의 건강상태나 만족도를 점검한다.

4) 프로페셔널 상담기법

가) AADRN 기법

구 분	요 점	비 고
종류 (Alternatives)	선택할 수 있는 치료의 종류에 대해서 설명한다.	너무 산만하게 늘어놓지 않는다.
장점 (Advantage)	치료가 가지고 있는 장점을 집중적으로 설명 한다. (치료비설명포함)	1-2가지의 가장 큰 장점을 중점적으로 설명한다.
단점 (Disadvantage)	치료가 가지고 있는 단점을 설명한다. (치료비설명포함)	필요한 경우 생략할 수도 있으며 강약의 조절이 필요하다.
위험 (Risk)	치료가 갖고 있는 위험성을 설명한다.	상황에 따라 강약을 조절한다.
방치 (Non treatment)	치료를 하지 않았을 때 발생 가능한 문제점들을 설명 한다	환자가 거부감을 느끼거나 어색한 상태에 빠지지 않도록 배려한다.

나) FAB 기법

환자의 반응을 확인할 수 있다. 이해하기 쉽고 논리적이며 진료내용 특징에 대해 정리하여 설명하기 쉽다.

	구 분	요 점	비 고
F	특징(Feature)	진료내용에 따른 독특한 성능, 기능, 소재 등의 사실적인 면을 알린다.	대표적인 특징
A	장점(Advantage)	타 진료와 비교해서 환자가 사용 시 만족할 수 있는 좋은 점	진료에 대한 장점
B	이점(Benefit)	환자가 얻을 수 있는 이익적인 측면	환자의 입장에서 추구하는 장점

다) 3F (Feel, Felt, Found) 기법

3F 설명 기법은 병원이 제시한 치료비나 치료 기간 등에 환자가 불만을 표시할 때 효과적인 설명화법으로 FAB로 설명한 후 이의제기 시 반론 화법이다. 고객이 스스로 느낄 수 있도록 하는 것이 특징이다.

구분	요 점	비 고
F (Feel)	상대방의 말에 공감해준다	저도 그렇게 느낍니다.
F (Felt)	다른 환자도 같은 의견이 있다는 사실을 알림으로써 상대방의 의견을 존중한다.	다른 분들도 그렇게 느꼈어요.
F (Found)	병원입장과 환자의 입장에서 미처 깨닫지 못한 이익면을 발견한다. 과거의 다른 환자들도 나중에 알게 되어 만족하였다는 점을 알림으로써 마무리한다.	그런데 나중에 이런 장점이 있더라구요.

라) 상담 마무리

너무 서두르거나 일방적으로 강요하는 듯한 느낌이 들지 않도록 배려한다. 어떠한 선택이든지 최선을 다하겠다는 느낌을 전하고 적절히 감사의 인사를 한다.

고객과의 상담시 지켜야 할 10가지 원칙

① 고객의 눈을 바라보며 얘기하라.

심리적으로 불안할 수밖에 없는 환자는 의료진이 자신에게 집중하는 느낌을 받으면 심리적으로 안정이 되고, 상대를 신뢰하게 된다.

② 긍정적으로 얘기하라.

"앞으로 빠지지 않고 열심히 치료 나오시면 더 좋아지실 것 같네요."와 같이 같은 표현이라도 환자를 배려하는 말을 주로 사용할 것.

③ 의학전문용어 남용 금지.

환자들은 알아듣지 못해도 설명을 되물어보기 주저하므로 환자들이 알아들을 수 있도록 부연설명을 적절히 하거나 비유법을 사용할 것.

④ 비용과 예약스케줄 등의 상담은 되도록 전문 코디네이터에게 위임하라.

환자에게 어느 정도 권위를 살리려면 '깍는다… 더내라…'식의 대화를 해서는 병원의 신뢰나 권위를 지키기 힘들다.

⑤ 자신을 알아주길 원하는 고객을 알아주라.

고객을 차별해선 안 되지만 구분은 할 줄 알아야 한다. 우리병원 매출의 80%를 책임지는 상위 20%의 고객을 더 알아주라.

⑥ 신뢰할 수 있는 이미지를 보여라.

통계에 의하면 고객은 옷 잘 입는 의료진이 진료도 더 잘 할 것이라 믿는다.

⑦ 환자의 말에 귀를 기울여라.

가장 좋은 상담은 상대의 말을 열심히 경청하는 것. 일방적으로 환자의 증상이나 치료계획을 설명하기보다 환자의 말을 먼저 충분히 들어야 치료 동의율을 높일 수 있다.

⑧ 진료스케줄의 순서를 정확히 설명하라.

여러 가지 치료를 병행 시 치료해야 할 진료와 그 이유, 방법, 치료순서 등을 충분히 설명할 것. 특히 환자의 내원동기를 중시할 것. 별 것 아닌 증상이어도 환자입장에서 가장 시급한 것이 바로 내원동기이다.

⑨ 스몰토크로 분위기를 부드럽게.

이름을 익혀 '○○○님 안녕하세요.'등으로 인사하거나 몇 마디 일상대화를 나누면 훨씬 친근감을 느낄 수 있다.

⑩ 진료계획이 바뀔 경우 충분한 설명을 하라.

중간에 치료계획이 바뀌는 경우 환자를 충분히 이해시키고 설명을 하자. 충분한 설명 없이 바뀐 결과만 알려줄 경우, 나중에 컴플레인 대상이 되기 쉽다.

4. 불만고객 응대

고객 불만이란 서비스 유형에 대해 심리적으로 갖는 기대, 희망, 가치에 대해 흡족하지 못하거나 기대 수준에 미치지 못할 경우 고객의 불평불만이나 요구가 발생되는 상황을 의미한다.

기업의 비즈니스 중 65%가 만족을 얻은 기존 고객을 통해 이루어지고, 신규 고객을 획득하는데 기존 고객을 서비스하는 비용의 5배가 소요 되며 만족을 얻지 못한 고객의 91%는 절대로 그 기업의 물건을 다시 구매하지 않을 뿐만 아니라 최소한 9명에게 자신이 겪은 불쾌감을 이야기한다고 하니 기존고객의 관리가 얼마나 중요한지를 알 수 있다.

조사에 의하면 불만이 해결된 경우 고객의 70%가 다시 방문하고, 불만이 빨리 해결된 경우 95%의 고객이 다시 방문한다고 하지만 엄밀히 말하면 불만이 해결된 경우 그저 불만이 해결된 것일 뿐이지 고객만족이 이루어진 것이 아니라는 것이다. 때문에 처음부터 불만이 생기지 않도록 관리하는 것이 가장 중요하고, 불만이 생겼을 경우 제대로 응대하여 불만에서 고객감동으로 이끌어 낼 수 있는 서비스 기술이 필요하다.

고객의 불평 뒤에 숨겨진 바람은 자신의 불편에 귀 기울여 주기를 바라고, 진심어린 동감을 해주길 바라며, 어떻게 하면 불편이 해소될 수 있는지 답변해 주고, 진실로 자신을 도와주기를 바라는 마음이 있다.

불충분한 커뮤니케이션 때문에 생긴 문제라면 납득할 수 있는 설명을 충분히 해주고, 수준 이하의 서비스로 인해 생긴 문제라면 신속한 해결을 위해 수고해 주고, 고객의 지나친 기대가 문제라면 논리적인 설득으로 납득시킬 수 있도록 노력하는 자세가 필요하다.

1) 고객 불만관리의 이해

병원을 찾는 고객들을 위해 고객 중심적이고 지향적인 경영과 노력에도 불구하고 고객의 불만은 발생하기 마련이다. 이는 병원을 찾는 고객의 욕구와 기대가 다양하고 고객들의 생활이나 가치관, 행동양식이 다르기 때문이다. 불만족한 고객에 대한 통계와 사례 연구를 통해 적절한 시스템에 따라 불만고객을 관리한다면 이는 충성고객 확보로 이어져 병원의 고객만족과 이윤창출에 지대한 영향을 미친다. 따라서 고객 불만의 해결은 곧 고객만족 향상을 위한 첩경이라 할 수 있다.

불만족한 고객에 관한 통계

- 고객 이탈율 5% 낮추면 매출 80% 증가
- 불만을 회사에 말하는 고객은 4%
- 불만을 회사에 말하지 않고 이탈하는 고객은 96%
- 만족을 느낀 고객이 다른 사람에게 말하는 경우 3명
- 불만족을 느낀 고객이 다른 사람에게 말하는 경우 9~24명
- 현재고객을 지키는 것에 비해 신규고객을 확보하는 경우의 비용은 5배
- 충성고객이 다른 고객에게 추천하는 경우 16명

* 출처 : TARP사 연구자료

〈불만처리와 고객충성도〉

고객구분	고객충성도
문제를 경험하지 않은 고객	87%
불만을 제기했으나 만족하게 처리된 고객	92%
불만을 제기했으나 어느정도 만족한 고객	43%
문제가 있으나 불만을 제기하지 않은 고객	41%

⋆출처 : TARP사 연구자료

<불만해결과정과 고객 충성도>

고객이접한직원수	고객충성도	고객충성도감소분
1명	68%	·
2명	55%	13%
3명	33%	35%

2) 불만고객의 유형

불만고객에도 유형이 있기 때문에 고객의 불만 유형을 파악하고 응대에 임하는 것이 중요하다.

① 실제로 해결을 원하는 경우

- 시트의 교환을 원하는 경우, 처방을 바꾸기 원하는 경우 등이 이에 속하는데 이때는 실제로 해결을 원하는 경우이므로 가능한 신속히 요구를 들어주는 것이 좋다.

② 다른 것으로 보상을 원하는 경우

- 고객의 불만이 발생하여 담당직원이나 부서장의 사과를 요구하는 경우, 정신적 피해보상을 요구하는 경우 등이 있는데 해당자의 사과를 원할 경우에는 시차를 두고 해당자 또는 책임자가 직접 사과 하는 것이 좋고, 피해보상을 요구하는 경우에는 병원의 규정과 절차에 따라 원만히 해결하는 것이 좋다.

③ 단순히 불만을 토로하는 경우

- 실제로 고객 불만유형 중 가장 많은 부분을 차지하는 것이 이 부분이다. 이런 유형의 고객은 잘 들어만 주어도 불만이 사라지는 경우이므로 정중히 경청하면서 맞장구를 쳐주고 사과의 말을 잊지 않는다.

3) 불만고객 응대기법

가) 4단계 응대 요령

• 1단계 : [경청] 끝까지 들어준다.
- 화난 고객이 원하는 2가지
  ① 자신의 불편한 감정을 표현하고자 한다.
  ② 문제가 풀리기를 원한다.
- 화난 고객 대응 전략
  ① 우선 자신의 감정을 꾹 참고 끝까지 들어라
  (다음과 같은 대꾸는 화난 고객을 폭발시키는 기폭제이다)
  잘 이해하지 못하시는 것 같은데요.
  혼란에 빠지셨군요.
  우리는 절대 그렇게 할 수는 없어요.
  당신 잘못이잖아요.
  우리 병원의 방침은 그렇지가 않습니다.
  ② 개인적으로 받아들이지 말라
  고객은 감정을 풀 때 불평불만뿐 아니라 분노까지 한다. 분노는 자칫 개인적 감정으로 받아 들여져 참을 수 없게 하는 경우까지 있다. 그러나 분노라는 감정은 순간적이고 계산되지 않는 비이성적 감정이므로 개인적으로 받아들이지 않아야 한다.

• 2단계 : [사실 인정] 마음을 실어서 진심으로 사과한다.
- 정중히 들어주고 맞장구치면서 정중한 사과의 말을 잊지 않는다.
  ① 부정적인 감정은 호칭이나, 태도, 느낌 등을 통해 어떻게든 표현된다.
  ② 부정은 부정을 부른다.
  ③ 싸우기 보다는 바꿔라.
  고객에 대한 부정적 감정개입을 떨치기 어려운 경우도 많이 있다. 이때 유일한 해결책은 부정적인 감정개입에 사로잡히지 않는 것입니다. 그리고 부정적인 감정을 당신의 서비스 여과장치를 통해 바꾸도록 노력하라. 반드시 자신의 행동이 옳았음이 입증될 것이다.

■ 인정하는 말
- 그래서 불편하셨겠습니다.
- 저희 불찰입니다.
- 정말 죄송합니다. 그래서 큰 문제는 없으셨나요?

■ 변명하는 말
- 그건 저희 병원 정책입니다.
- 저희 규정이 그렇습니다.
- 그것도 모르셨어요?
- 저는 담당자가 아닙니다.

• 3단계 : [공감표현] 신속한 문제 해결과 대안을 제시한다.

공감은 고객을 정당하게 평가하고 이해해 준다는 표시이다. 고객에게 감정을 풀 수 있는 기회를 주라. 간단하면서도 충심에서 우러나오는 공감표시는 고객과 당신 사이에 일체감이란 다리를 만들어준다.

■ 감정이 담긴 맞장구
- 물론입니다.
- 다행입니다.
- 저로서도 중요한 사안입니다.
- 가능합니다.
- 맞습니다.
- 제가 도와 드리겠습니다.
- 당연한 말씀이십니다.

• 4단계 : [문제해결] 해결책을 제시하고 만족여부를 확인한다.

일단 모든 사실 정황들을 끌어 모은 후엔, 고객과 함께 납득할만한 문제해결책을 찾아 나가야 한다. 고객의 문제 해결이 근본적으로 어려울 경우에는 대안을 찾아보라. 메모지를 활용하여 실행하겠다는 의지를 보여라. 그리고 제공할 수 없는 약속은 하지 말아야한다.

나) 4단계 응대법의 Technic

① 장소를 바꾼다

- "제가 좀 더 편안한 곳으로 모시겠습니다"
  (대화중 진정해라, 흥분하지마라 등의 말은 오히려 역효과가 날 수 있다.)

② 분위기를 바꾼다

- "제가 음료 한잔 준비해 오겠습니다." 하며 시간차를 두며 자리를 떴다가 온다. (Complaint의 맥을 끊는다)

③ 사람을 바꾼다(여성에서 남성으로, 하급자에서 상급자로, 부서책임자)

- "죄송합니다, 저희 직원으로부터 내용을 들었습니다. 제 불찰입니다(기록을 하면서) 다시 교육시키겠습니다"

4) 불만고객응대 주의점

① 논쟁은 절대 금물

- 우리 직원이 대화상 우위를 점한다 해도 병원 차원에서 보면 결국 상처를 안게 되는 것이다. 논리적으로 따져서 고객을 이겨도 결국은 얻는 것이 없다.

② 틀린 주장에 대해서도 인내하며 경청하고 온화하게 대한다.

③ 변명이 아닌 설명을 한다.

④ 불평사항을 메모한다.

⑤ 사무적인 사과가 되지 않도록 마음을 담아 사과한다.

병원에서 고객 불만이 생기는 경우

1. 원하는 의사의 진료가 되지 않을 때
2. 안내가 느릴 때
3. 화장실이 불결할 때
4. 직원의 떠드는 소리가 시끄러울 때
5. 다른 고객과 차별 대우할 때
6. 음식 맛이 엉망일 때
7. 비싼 검사만을 권유할 때
8. 직원의 태도가 불손할 때
9. 진료예약시간보다 진료가 늦을 때
10. 병원 내부가 지저분하고 질서가 없을 때
11. 주차 시설, 교통 편의가 불편할 때
12. 따뜻한 배려가 없을 때
13. 직원의 말투가 반말조일 때
14. 음악이 시끄러울 때
15. 진료에 대한 충분한 설명을 못 들었을 때

고객만족 자가 체크

체크일자 : 부서 : 성명 :

■ 항상 그렇다 : 10점 ■ 때때로 그렇다 : 5점 ■ 전혀 그렇지 않다 : 0점	점수(100)		
	10	5	0
1. "만족하십니까?" "더 필요한 것은 없습니까?"와 같은 질문을 하여 고객의 만족여부를 확인하는가?			
2. 불만족고객에게 "불편을 끼쳐드려 죄송합니다. 시정하겠습니다."라고 말씀을 드리는가?			
3. 불만족고객이 만족할 때까지 노력하는가?			
4. 고객에게 치료과정 및 결과를 말씀드리는가?			
5. 치료과정 및 결과에 대한 고객의 이해를 확인하는가?			
6. 자신의 이름을 밝히는가?			
7. "이용해 주셔서 감사합니다"와 같은 마무리 인사를 하는가?			
8. 고객에게 물건을 건네줄 때 두 손으로 드리는가?			
9. 인사할 때 자리에서 일어나서 인사하는가?			
10. 고객의 만족도를 확인하는 습관이 있는가?			

- **당신의 점수는 :**

제 6 장
고객 접점 관리

1. 고객 접점의 이해

고객접점 서비스 즉, 결정적 순간 또는 진실의 순간이라는 용어를 최초로 주창한 사람은 리차드 노먼이며 이 개념을 도입하여 성공을 거둔 사람은 스칸디나비아 에어라인 시스템(SAS)항공사의 사장 얀 칼슨(Jan Carlson)이다. 이들은 고객 접점 서비스란 고객과 서비스 요원 사이의 15초 동안의 짧은 순간에서 이루어지는 서비스로서 이 순간을 '진실의 순간'(MOT: moment of truth) 또는 '결정적 순간'이라고 했다.

이 15초 동안에 고객 접점에 있는 최일선 서비스 요원이 책임과 권한을 가지고 우리 기업을 선택한 것이 가장 좋은 선택이었다는 사실을 고객에게 입증시켜야 한다는 것이다. 즉 '결정적 순간'이란 고객이 기업조직의 어떤 한 측면과 접촉하는 순간이며, 그 서비스의 품질에 관하여 무언가 인상을 얻을 수 있는 순간이다. 따라서 고객이 서비스 상품을 구매하기 위해서는 들어올 때부터 나갈 때까지 여러 서비스 요원과 몇 번의 짧은 순간을 경험하게 되는데, 그때마다 서비스 요원은 모든 역량을 동원하여 고객을 만족시켜주어야 하는 것이다.

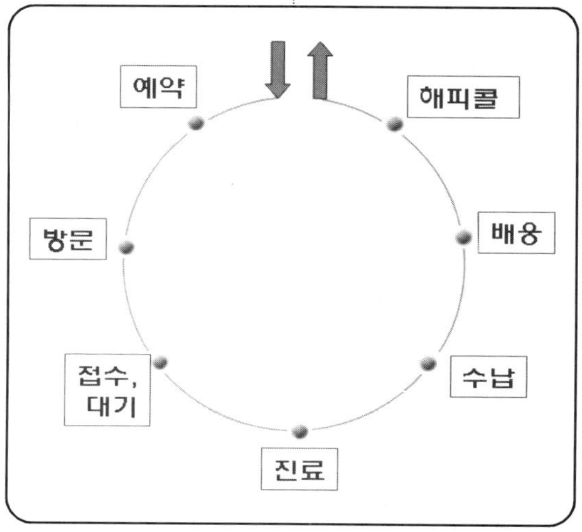

〈고객접점 MOT 싸이클〉

이를 뒷받침하기 위해서는 고객접점에 있는 서비스 요원들에게 권한을 부여하고 강화된 교육이 필요하며, 고객과 상호작용에 의하여 순발력 있게 제공될 수 있는 서비스 전달시스템을 갖추어야 한다. 고객접점 서비스가 중요한 것은 소위

곱셈법칙이 작용하여 고객이 여러 번의 결정적 순간에서 단 한명에게 0점의 서비스를 받는다면 모든 서비스가 0이 되어버린다는 사실이다. 예를 들어 백화점에서 만족한 쇼핑을 하고 셔틀버스를 타고 집으로 돌아갈 때 셔틀버스의 출발이 약속된 시간보다 지연되거나 버스기사가 불친절하고 용모나 유니폼도 불량하며 난폭 운전까지 한다면 전체 서비스는 제로(0)가 되는 것이다.

따라서 관리자는 고객접점에서 가시적인 서비스를 담당하는 요원은 물론 경비, 주차, 운전기사, 전화교환원, 청소, 시설요원 등 비가시적인 서비스 요원들도 고객접점에 있다는 것을 강조하여 그들의 용모나 유니폼, 서비스정신 등을 교육하고 요구해야 된다. 특히 고객접점에서 직원의 용모와 복장은 첫인상을 좌우하는 첫 번째 요소이다. 그리고 채찍만이 능사가 아니다. 서비스경영자는 서비스 요원의 만족 없이는 고객만족도 없다는 점에 유의하여 고객접점에 있는 종사원의 사기진작과 복지향상에도 유념해야 할 것이다.

고객접점에 있는 서비스 요원들을 효과적으로 관리하기 위해서는 명찰패용을 비롯한 서비스 실명제를 통해서 고객으로부터 고객 불만으로 지적된 직원에게는 경고카드를, 고객만족 직원으로 추천된 직원에게는 상응하는 인센티브를 부여하는 것도 방법의 하나이다.

2. 홈페이지 관리와 예약 관리

고객의 첫 접점은 병원의 홈페이지 또는 병원에 진료예약을 하는 순간이다. 따라서 홈페이지를 어떻게 관리, 유지 하는지와 효율적인 예약 시스템은 고객만족의 첫걸음이다.

1) 홈페이지 관리

과거의 병원홈페이지가 병원의 진료를 알려주는 수준에서 현재에는 고객이 가진 궁금함을 해소해줄 수 있는 컨텐츠를 보강하고 지속적인 메일링이나 고객이 익명으로 증상에 대한 상담 및 조언을 얻을 수 있는 고객과의 만남의 장으로 변해가는 추세이다. 그리고 무엇보다 e-business 사업분야는 점차 확대되고 있고 의료산업에서 있어서도 그 중요도가 강조되고 있다. e-business의 기본적인 사업이 네트워크 사업이므로 홈페이지 관리를 통해 기존고객을 유지하는 방어적 기능과 신규고객을 유치하는 적극적 기능을 동시에 가질 수 있다.

고객은 온라인 홈페이지를 통해 병원 내원 전 비용을 알아보거나 자신의 상태와 유사한 케이스를 볼 수 있고, 마케터는 e-mail을 통해 고객서비스 및 지원을 위한 새로운 접촉수단을 제공함으로써 기존고객을 유지할 수 있다.

또한 포털사이트 상위에 링크시키는 등의 각종 온라인 홍보, 타 업종과의 배너 링크 교환, 블로그·까페 등을 적절히 이용하여 지역의 한계를 뛰어넘는 온라인 최대의 강점을 살려 적극적인 마케팅을 할 수 있다.

가) 인기 있는 홈페이지 만드는 방법

① 화려한 것보다는 실용적인 것

화려하고 비쥬얼한 것만 강조하다 보면 홈페이지가 무거워질 수 있다. 홈페이지는 무엇보다 이용자가 편하고 빠르게 볼 수 있도록 실용적으로 만드는 게 중요하다.

② 내용은 쉽게, 특히 원장사진은 밝고 웃는 모습으로

병원이나 의사라는 이미지는 어딘지 모르게 딱딱하다. 의학 용어는 가능한 알기 쉽고 가슴에 와닿는 문장으로 바꾸어 사용하는 하는 것이 좋다. 특히, 원장의 사진은 밝고 웃는 모습을 보여주는 것으로 쓴다. 증명사진이나 근엄한 모습의 사진은 거부감이 든다.

③ 호기심을 촉발할 것

클릭 한 번으로 방문자는 언제든지 떠날 수 있다. 계속해서 궁금증을 불러일으키는 내용으로 붙잡아 둘 수 있어야 한다. 예를 들어 성형외과에서 유방성형에 대한 코너의 제목을 '유방의 해부학'이라고 하기보다는 '섹시한 유방의 비밀'이라고 표현하면 훨씬 조회수를 늘릴 수 있을 것이다.

④ 오락성을 가미할 것

병원 홈페이지에서도 재미있는 퀴즈 게임 등을 즐길 수 있다면 그만큼 홈페이지는 부드러워질 수 있다. 한 번 방문한 사람이 또 방문할 수 있는 계기를 마련해 주는 것. 퀴즈를 푼 사람에게 상품을 준다거나 여러 가지 이벤트를 하는 것도 좋은 방법이다.

⑤ 가족지향적일 것

모든 가족이 들어와 볼 수 있게 한다. 아빠 엄마의 건강, 자녀 건강 등 가족 건강의 파수꾼이라는 이미지를 심어 푸근한 인상을 주는 것이 좋다. 예를 들어 원장의 가족이 등장해 가족 구성원의 건강법, 화목한 모습 등을 보여주면 친근하면서도 신뢰감이 생길 것이다.

⑥ 빠르고 성실한 답변

답변이 빠를수록 방문자의 수가 늘어난다. 그만큼 성실하고 마음이 열려 있다는 증거가 될 수 있다. 그러나 환자가 궁금해하는 것에 대해 언급하지 않고 병원에 와서 상담하라는 식으로 답변을 해 놓는다면 아무런 효과도 없을뿐더러 오히려 내원 환자의 수를 줄일 수 있다.

⑦ 가능하면 자주 내용을 보완해 준다.

늘 같은 내용의 홈페이지라면 식상하다. 한 번 들어오면 뭔가 한 가지 정보는 알 수 있도록 해 주어야 한다. 어떤 성형외과는 일반인이 재미있게 읽을 수 있는 해외토픽이나 화제거리를 발굴해 수시로 올려 놓아 많은 네티즌을 끌고 있다.

⑧ 진실성, 인격을 담아 신뢰감을 높일 것

홈페이지는 개설자의 인품을 반영한다. 오로지 상업적인 내용만을 내세우는 홈페이지는 오히려 이미지만 나빠진다. 자신의 의료철학이나 환자를 대하는 태도를 인사말에 담거나 학회 등에 발표한 논문이 있다면 쉽게 요약해 놓고 사회활동 등을 보여주면 신뢰감을 높일 수 있다.

⑨ 진료과의 특성에 따라 내용과 모양을 차별화할 것

홈페이지 제작자들에게 무조건 맡기게 되면 형식만 갖춘 홈페이지가 된다. 원장이 직접 관여해서 의료정보와 디자인 등에 대해 개성 있는 홈페이지를 만들도록 해야 한다.

⑩ 국제적인 감각을 가질 것

홈페이지는 전 세계 네티즌이 모두 볼 수 있다. 영어판, 일어판 등을 만들어 국제적인 이미지의 병원이 되도록 한다.

서울아산병원 홈페이지 의료분야 '최고' - 이용자 중심 접근성 높아 강점

웹어워드코리아 2008은 웹어워드위원회가 주최하고 한국소프트웨어진흥원, 한국문화콘텐츠진흥원, 한국정보문화진흥원 등이 후원하는 시상식으로 국내 웹 전문가 1500명이 한 해 동안 새로 구축되거나 리뉴얼된 웹사이트들을 평가해 가장 혁신적이고 우수한 웹사이트에게 주는 상이다.

지난 9월 개편된 서울아산병원 홈페이지는 홈페이지 어디서나 몇 번의 클릭으로 영화티켓을 예매하듯 쉽고 빠르게 진료예약을 완료할 수 있으며 한국인의 10대암, 계절별 질환정보 등 실생활과 밀접한 건강정보를 제공해 이용자들로부터 큰 호응을 얻어왔다.

또한 한국형 웹 콘텐츠 접근성 지침(KWCAG)에 따라 시각장애우 역시 홈페이지에서 일반인들과 똑같은 의료정보 서비스를 이용할 수 있게 했다. 온라인을 통해 증명서를 직접발급받을 수 있어 증명서를 받기위해 병원을 방문하는 번거로움도 없애는 등 다양한 서비스를 제공했다.

서울아산병원 홈페이지 관련 권태완 팀장은 "폭넓은 콘텐츠 정보를 쉽고 빠르게 접근할 수 있는 것이 서울아산병원 홈페이지의 가장 큰 특징"이라며 "고객의 신뢰와 편의성 증대를 위한 콘텐츠 개발에 더욱 박차를 가하겠다"고 밝혔다.

(최승원 기자 2008. 12. 24 의협신문 발췌)

2) 예약 관리

현장 모니터링 결과를 보면 병원을 찾는 환자들이 가지는 가장 큰 불만은 진료 대기시간이 너무 길고 예약을 한 경우에도 예약 시간이 제대로 지켜지지 않는다는 것이다.

예약 문화는 의료계 뿐 아니라 사회 전반에 걸쳐 확산되어가고 있는 추세이고 병원의 예약 문화 정착은 환자의 시간을 효율적으로 관리하는 서비스와 아울러 1일 내방환자 수에 맞게 의료진의 시간을 안배하여 환자들이 몰리는 시간에 발생될 수 있는 오진의 가능성을 원천적으로 봉쇄할 수 있으며 내방 환자들에게 편안한 진료, 처치가 되게 하는 고객만족기능을 함께 얻을 수 있다.

예약 문화의 정착으로 병원은 1일 환자수를 미리 예측할 수 있게 되고 시간당 환자수, 증상별 환자수를 통계로 환자의 서비스 충족 욕구를 만족시켜 줄 수 있으며 의사에게는 환자 1인당 고른 시간의 배분으로 환자의 신뢰를 얻을 수 있게 되어 병원의 고정 환자수를 늘리고 더 나아가 병원의 이미지를 홍보하는 효과까지도 얻을 수 있기 때문이다.

병원의 서비스 제공은 철저히 환자 중심으로 이루어져야 하며 단순한 인사나 친절한 말씨 정도로 환자에 대한 서비스 제공 의무를 다하였다고 자만하면 안 된다.

예약 일시 지정을 위한 상담을 통하여 환자의 알 권리를 충족시켜 주고 예약 지정일시를 지키는 병원의 서비스가 함께 이루어질 때 주치의 개념으로 병원을 찾는 환자의 수가 급등하고 병원코디네이터의 친절한 안내와 고충을 덜어 주려는 노력은 환자들을 감동시켜 예약 문화의 정착과 예약 동의율을 높이는데 크게 기여하는 바른 길임을 명심하자.(권정선, 2007)

가) 진료예약제도의 효과

① 환자 만족의 증대

환자가 예약된 시간에 신속하게 진료를 받을 수 있도록 함으로써 고객들의 불만요인을 해소시켜 주고, 특정요일이나 시간대에 환자가 집중하는 것을 사전에 조정할 수 있기 때문에 병원이나 고객의 입장에서도 효율적인 의료서비스의 개선에 도움이 된다.

② 업무능률 향상

의사는 환자의 상태나 결과를 사전에 알 수 있고 각종 검사결과를 먼저 파악하여 준비함으로써 상황에 맞는 진료계획을 수립하여 업무를 분산시킬 수 있고, 예측 가능한 업무를 수행할 수 있다.

③ 인력관리의 효율화

예약제도의 활용은 업무가 폭증되는 시간이 분산되므로, 서비스 증대는 물론 병원의 인력관리에도 많은 영향을 미친다.

④ 병원 관리의 용이

예약시스템을 활용함으로써 이용자의 병원 내 체류시간을 단축시킬 수 있다. 체류시간의 단축은 병원 내의 혼잡함을 줄이고 조용한 진료분위기를 유지할 수 있으며, 주차 순환을 빠르게 하여 주차난 해결에도 도움이 된다.

⑤ 환자의 증가

환자의 증상에 대한 의료진의 충분한 설명과 예약시간의 준수로 인한 고객의 만족도 증가는 다른 상품을 구매할 가능성을 높이며, 홍보 효과를 겸비할 수 있다.

나) 예약일시 배정 시 고려사항

예약일시는 가급적 고객이 정하도록 해야 한다. 다만 다음과 같은 병원의 사정으로 환자가 요구하는 시기에 진료를 할 수 없다면, 충분한 양해를 구한 후 예약일시를 조정해야 한다.

- 병원의 진료능력(의사와 직원의 수, 치료나 처치실의 수 등을 고려)
- 의료의 진료계획(의사별 환자진료, 예약시간 고려)
- 환자의 편리한 시간대
- 병원시설의 제한(주차가 가능한 자동차 수, 대기실 공간 등)

다) 예약업무 방법

① 환자 1인당 일정시간을 배정하는 방법

예를 들어, 환자 1인당 5분 간격 또는 10분 간격으로 진료예약 시간을 배정하는 방법이다.

〈의사 A의 예약대장〉

5월 16일 월요일		
예약시간	등록번호	환자명
9:00	050001	홍길동
9:10	040123	무지개
9:20		
혹은 1시간 간격 예약		

② 일정시간당 일정수의 환자를 배정하는 방법

예를 들어 오전 9시부터 진료가 시작되는 병원의 경우, B의사가 30분에 5명의 환자를 진료할 수 있다면 시간대별 예약환자는 9:00부터 9:30까지 5명의 환자예약, 9:30부터 10:00까지 또 다른 5명의 환자를 예약하는 방법으로, 각 시간대별 5명의 환자를 예약하고, 진료는 환자가 내원하는 순서대로 진료하는 방법을 말한다.

〈의사 B의 예약대장〉

5월 16일 월요일		
예약시간	등록번호	환자명
9:00~09:30	050001	홍길동
	040123	무지개
	050002	신나라
	050022	김치국
	000001	길따라

〈진료예약의 종류〉

구 분	내 용
창구 예약	진료 후 다음 진료가 결정되면 환자가 필요로 하는 시간대에 다음 진료일을 예약하는 방법으로, 대부분의 병원이 실행하고 있다.
전화 예약	환자가 직접 내원하지 않고 전화를 이용하여 예약하는 방법 (이 경우 처음 우리 병원을 이용하려는 환자와 과거에 우리 병원을 이용했던 환자로 나누어 생각할 수 있음. 기존환자의 경우 대부분 우리 병원을 이용해본 결과 의료서비스에 대한 만족도가 높았던 환자이므로 예약이행율이 높았던 반면에, 처음 우리 병원을 이용하려는 환자의 경우는 전화상으로 간단한 환자의 인적사항 정도만 파악할 수밖에 없고 우리 병원의 의료서비스에 대한 경험이 없기 때문에 기존환자에 비해 예약이행율이 낮은 편임)
인터넷 예약	병원의 홈페이지를 통하여 예약하는 방법으로, 정보망 구축의 활성화로 적극적으로 활용한다면 진료프로세스의 변화도 가능하며, 예약 후 내원 시에 환자의 진료기록부 작성절차없이 곧바로 자료를 출력하여 진료기록부로 활용함으로써 불필요한 시간을 배제할 수 있어, 고객만족도 증가에도 도움이 된다.

(김정아, 2006)

라) 예약 동의율을 높이기 위한 방안

① 고객의 의견 존중

예약 일시의 지정에 앞서 환자에게 사전 동의를 구하고 일시의 지정이 환자의 증상완화나 적절한 시기의 검사, 치료를 위한 방안임을 설명하여 환자로 하여금 자기 자신을 위하여 지정 예약 일시를 지켜야 하겠다는 마음이 들 수 있도록 유도하여야 한다. 예약 상담 시에는 적극적인 자세로 환자와의 대화를 시도하여야 하며 대화와 상담이 환자의 예약 동의율을 높이는 방안으로 활용될 수 있다.

② 고객의 시간 존중

예약 시간의 지정에 앞선 대화와 상담을 통하여 환자의 병원까지의 이동 시간과 교통수단 등을 고려하여 소요 시간, 직업, 연령에 따라 환자와 병원이 모두 만족하는 시간을 지정하여야 한다.

일정 환자를 일정 시간대로 모으는 의료 행정 편의적인 예약 지정은 환자들에게 존중받지 못한다는 의식을 심어주게 된다. 예약 시간의 지정이 곧 예약 동의율과 연결됨을 명심하자.

③ 고객의 개성 존중

코디네이터는 환자와의 대화와 상담을 통하여 환자의 개성을 읽어낼 수 있어야 한다. 병원의 서비스도 환자 개개인에게 차별화가 있어야 하며 특별한 개성을 지닌 환자에게는 환자의 요구를 무조건 수용하여 예약 자체를 거부하는 일을 사전에 방지하여야 한다.

예약을 불편하게 느끼는 환자의 수가 의외로 많으며 진료 일시의 예약을 병원의 편리만을 위한 방안이라고 단정 짓는 환자들도 많이 있다.

예약 거부 의사를 보이거나 지정 일시를 정확히 지켜줄 것을 요구하는 환자들에게 병원의 입장이나 예약의 중요성만을 강조한 나머지 환자로 하여금 병원 내방자체에 부담을 느끼게 해서는 안 된다. 환자에 맞는 신축적인 서비스의 제공이 요구된다.

④ 예약 확인

환자와의 예약 일시는 반드시 도표화 하고 예약 해당 환자에게는 반드시 전화나 문자 알림 서비스 등으로 일시를 알려 주어야 한다.

가능한 모든 예약 환자에게 예약 확인을 하는 것이 좋으나, 여건상 불가능한 경우 해당 병원이나 진료과에 처음 예약을 한 환자나 검사 예약 환자, 3.40대 남성 환자, 직업을 가진 여성 환자의 순으로 확인하도록 한다.

전화 예약 확인시 환자에게 지정 일시의 안내와 아울러 환자의 증상에 대한 관심을 표하여 환자의 마음을 사로잡고 친절한 병원, 친절한 코디네이터로 기억될 수 있도록 세심한 주의가 필요하다. (권정선, 2007)

3. 현장에서 이루어지는 접점별 표준 고객 응대

1) 접수창구나 대기실에서의 응대법

병원 고객이 맨 처음으로 대하는 이른바 의료기관의 얼굴이 접수창구다. 접수 직원의 말씨나 태도에 따라 병의원의 평판이 결정된다고 해도 과언이 아니다.

사무적인 태도를 버리고 찾아온 환자를 밝고 상쾌한 마음이 들도록 맞이해야 한다. 우선 환자가 묻기 전에 '안녕하세요, 어디가 불편해서 오셨어요', '접수를 하시려면 이쪽으로 오세요' 등 직원이 먼저 말을 건네야 한다.

처음 온 환자에게는 친절하게 접수방법을 설명할 필요가 있다. 이때 다른 환자가 있는 앞에서는 어디가 아픈지 묻지 않는 것이 좋다. 말로 표현하기 힘든 경우나 다른 사람에게 들려주고 싶지 않을 수도 있으므로 문진표를 사용하는 등 노력이 필요하다. 특히 나이 드신 분이나 장애가 있는 환자에 대해서는 묻는 말에만 대답하지 말고 상대방의 의도를 똑바로 파악하여 대응함으로써 환자에게 편안함을 주도록 한다.

그리고 아무리 고객이 들끓는 병원이라 해도 병원 문을 닫을 때까지 쉴 새 없이 환자가 밀려드는 것은 아니다. 또 병원에 찾아온 환자라 해도 시종 응대를 하는 것도 아니기 때문에 대기시간이 자연 생기게 마련이다.

그런데 환자를 맞이하는 대기 자세에 대하여 우선 생각해야 할 것은, 대기라고 말하니까 병원 내 대기실에서 쉬고 있는 상태를 생각하는 경우가 많다. 대기란 언제, 어느 때, 누가 찾아와도 즉시 응대할 수 있도록 준비 하는 것이다. 휴식과 기다림에는 큰 차이가 있다.

직원들은 휴일이나 명절을 맞아 병원이 장터나 전쟁터처럼 혼잡할 때가 오히려 피로를 덜 느낀다고 한다. 그 이유는 바쁠 때는 거의 쉬는 시간이 없어 언제 시간이 지나가는지도 모르게 지나가는 반면, 한산한 때에는 대기시간이 지루하여 오히려 피로를 느끼기 때문이다.

가) 대기 장소

어느 경우에나 주의해야 할 것은 직원들이 한 곳에 모이지 말아야 하며 모이게 되면 자연히 잡담을 즐기게 된다. 직원들끼리 모여 잡담을 하고 싶어 모이기도 한다. 적어도 대기 자세에 있는 동안 직원은 '고독한 사람'이 되어야 할 것이다.

나) 자 세

10년 가까이 백화점에 근무했던 어느 분이 지금은 다른 곳에서 근무를 하는데도 어쩌다 백화점에 들려 서성거리면 손님들이 옆에 와서 화장실이 어디에 있느냐, 이런 물건은 어디에서 파느냐, 이렇게 질문을 해온다고 한다. 10년의 경험이 그에게 백화점 판매사원다운 태도로 만들어 버리고 만 것이다. 마찬가지로 병원의 직원들도 다른 사람이 볼 때 그 직업의 프로다운 모습이 노출되어야 진정한 직업인이라고 할 수가 있다.

① '접수대' 옆에서 대기

- 접수대의 진열장에 배가 닿지 않게 주먹하나 정도의 간격을 두고 서서 있어야 하며, 양손은 접수대 위에 가볍게 얹든지, 양손을 마주 잡고 있든지 한다.

② '접수대' 이외에서의 대기

- 앞에서도 말한 것처럼 팔짱을 끼거나, 양손을 뒷짐지거나 (양 손으로 뒷짐짓는 포즈가 되면 자연히 가슴이 나오며 시선이 상대편을 내려다보는 오만한 모습이 되기 쉽다.) 서로 잡담을 하며 장난을 치는 직원이 있는데, 이것은 매우 잘못된 태도이다. 병원에서는 자연스러운 태도가 기본이며 고객이 들어오면 언제나 환영할 수 있는 자세가 필요하다.

2) 진찰 · 검사실에서의 응대법

진찰실에선 의사와 1대 1이 되므로 환자의 불안이 높아진다. 따라서 의사는 환자의 불안을 덜어주고 친근감이 들도록 배려하는 것이 포인트다. 이때 중요한 것은 환자에게 눈길을 맞추고 편안한 느낌이 드는 표정관리가 중요하다. 또 상대를 보면서 먼저 '~님 안녕하세요.'하면서 이름을 넣어 말을 걸도록 한다.

진찰실을 나간 환자는 검사실이나 처치실로 향한다. 검사실, 처치실에서는 환자의 심리적 압박감이나 불안감은 더욱 커진다. 이런 환자심리를 제대로 살피는 응대가 중요하다.

그 중에도 내시경 등 고통이 따르는 검사에서는 계속 말을 걸어 환자의 불안감을 없애줄 필요가 있다.

약국에서는 그냥 약을 건네주기만 하지 말고 약의 종류, 복용량, 복용법 등 복약지도를 철저하게 한다. 환자가 납득할 때까지 설명하겠다는 마음가짐이 필요하다. 마지막 원무과에서는 돈만 받으면 된다는 식으로 사무적으로 대하지 말고 '몸조리 잘 하세요'라는 말 한마디를 잊지 않도록 한다.

3) 대기시간은 곧 불만시간

대기시간 단축은 병원서비스의 가장 핵심이다. 고객을 대상으로 한 설문조사를 보면 기다리는 것에 대한 불만이 항상 수위를 차지하기 때문이다. 대기시간 불만 내용을 보면 진찰 후 투약대기 시간이 가장 많고 다음으로 진찰을 기다리는 시간, 검사대기 시간 순으로 나타나고 있다.

환자는 건강이 좋지 않은 몸으로 병원을 찾고, 게다가 초진일 경우 병원의 진료 시스템을 몰라 우왕좌왕하기 일쑤다. 괴로운 몸을 이끌고 진료결과에 대한 불안감으로 딱딱한 의자에 몇 시간씩 앉아 있는 것을 상상한다면 대기시간에 대한 대책을 강구할 때 염두에 두어야 한다. 직원들에게 고객을 대할 때 자상한 배려가 깃든 태도의 중요성을 교육시킬 필요가 있다. 이렇게 해서 접수에서부터 검사, 수납, 조제 등 원내 각 부문 구성원의 노력과 창의적인 연구는 대기시간 단축효과로 나타난다.

가) 대기시간 축소 방안

대기시간에 대한 불만을 해소하려면 어떤 방법이 좋을까? 대기시간이 길다는 것은 실제 기다리는 시간의 길이만으로 결정되는 일은 아니다. 자기가 생각했던 이상으로 기다렸다고 느낄 때나 또 얼마나 기다려야 될지 짐작이 가지 않을 때 고객은 대기시간이 길다고 느낀다.

① 대기예상 시간을 알려준다.

은행처럼 번호표로 대기시간을 짐작하게 하거나, 일부 대학병원 등에서 실시하는 진찰까지의 대기시간이나 검사, 수납, 약타기 등에 걸리는 시간을 표시하면 효과가 있다. 최근에는 모니터를 통해 고객의 순서를 알려주는 방법도 등장하였다.

② 안락하고 지루하지 않게 한다.

대기시간은 기다리는 환경에 의해서도 좌우된다. 대기실이 어둡고 좁다면, 또 의자가 모자라 선 채로 기다리게 한다면 기다리는 시간은 배로 느껴진다. 따라서 쾌적한 환경을 만들도록 연구한다. 벽, 의자 등이 컬러로 코디되어 있으면 병원 전체가 안정된 분위기가 느껴진다. 한 사람씩 앉을 수 있는 의자, 비디오 설치, 각종 잡지, 교육용 안내서, 음악, 벽에 걸려 있는 그림 등에도 신경을 쓴다.

③ 마음을 달래준다.

고객에 대해 뭔가 말은 거는 것도 효과적이다. 코디네이터가 "오늘따라 많이 기다리셨죠?"라든가 "이제 앞에 두 분이 계시니 잠시 후 성함을 호명해 드릴게요."등 틈틈이 대기고객을 위해 말은 건네주면 고객들도 여유가 생기다. 원장이 진료실에서 "오래 기다리셨습니다."며 첫 인사를 건네는 것도 고객의 지친 마음을 달래게 하는 한 방법일 수 있다. 직원들의 친절한 태도는 고객의 대기 시간에 대한 불만을 훨씬 경감시킨다.

④ 첨단 예약시스템

대기 시간 단축에서 가장 많이 활용되는 것이 예약제이다. 최근에는 컴퓨터를 이용한 간단한 예약 시스템이 도입되고 있어 좋은 반응을 얻고 있다. 이 시스템은 아침 일찍부터 환자를 접수창구에 늘어서게 하지 않고 자기의 진료시간을 대충 알 수 있어 편리하다.

대기시간 줄이기의 기본은 직원들의 고객에 대한 배려에서 나온다. 그러기 위해서 경영자는 직원들이 즐겁게 일할 수 있는 직장환경 조성에 신경을 써야 한다. 업무량이 많은 부담도 고객을 소홀하게 만드는 동기가 된다.

자기 차례를 묻는 고객에게 눈도 마주치지 않고 입으로만 "잠깐 기다리세요"하고 대답한다면 고객의 불만은 더욱 커진다.

대기시간 단축은 병원관리자가 조금만 신경을 쓰면 개선될 수 있다는 생각으로 당장 시도해 볼 것을 권하고 싶다.

고객층에 맞는 서비스를 개발하라!

기다리는 시간도 서비스를 통해 관리할 수 있다. 다양한 서비스와 고객층에 맞는 서비스를 갖추기만 한다면 환자의 안정과 심리적 만족감을 줄 수 있다.

① 볼거리의 다양성

비디오나 DVD를 이용해 심리적인 지루함을 없앤다. 신경을 들뜨게 하는 액션영화나 공포영화보다는 마음을 가라앉혀주는 따뜻한 가족영화를 틀어주는 것이 좋다.

② 읽을거리의 다양성

주요 고객층 위주로 읽을거리를 준비하되, 그 외의 고객층도 배려한다. 남성을 위한 등산, 낚시, 바둑 잡지를 준비하고 청소년을 위한 책이나 잡지, 만화 등도 골고루 준비해 놓는다. 만약 직장인이 주요 고객층이라면 경제, 경영, 처세, 창업에 관한 단행본들을 많이 준비해 놓는 것이 좋다.

③ 소일거리의 다양성

소아과가 아니더라도 여성 환자들이 유아나 아동과 함께 찾아오는 경우가 많다면 아동을 위한 소일거리를 준비해 놓는다. 숫자게임, 영어 학습에 도움을 주는 교재를 구비해 놓는다면, 젊은 엄마들의 학습 열기를 충족시키면서 아이들의 산만함도 줄일 수 있다. 이와 같은 경우에는 대기시간 자체가 아주 유용하게 사용될 수 있다.

4) 퇴원 후에도 계속되는 MOT

환자가 진료를 마치고 집으로 돌아가는 것에도 세심한 서비스가 필요하다.

진료비를 상담할 때 환자에게 보여줄 수 있는 자료를 준비하는 것이 좋다. 또 영수증 발급과 카드 결제 등도 꼼꼼하게 신경 써야 한다.

부산의 성모안과 병원은 각 병실마다 병실담당 간호사와 원무팀 직원이 직접 방문, 약 사용법, 내원 날짜, 주의사항 등을 알려주고 또 퇴원수속을 대신 처리하는 등 환자중심의 병원을 만들어 가고 있다. 예치과는 비오는 날 환자에게 우산을 빌려주거나 또 힘든 시술을 받은 환자를 집까지 모셔다 주는 서비스를 시행하고 있다. 서울 압구정 GF 소아과는 병원에 오기 힘든 환자나 또 진료를 받고 돌아가기 힘든 환자를 위해 셔틀버스를 운영을 하고 있다.

5) 해피콜 서비스는 이제 기본

해피콜이란 병원을 내원하시는 고객들을 대상으로 아웃바운딩으로 진료 후 만족감, 간단한 치료 상담, 투약상담, 건강 상담 등을 하는 것으로 병원에서 전하는 행복 메시지이다. 해피콜은 병원이용 후 고객들의 만족도 및 불편사항 등의 확인과 사후관리를 해줌으로써 내원 고객의 만족감을 증진시킨다.

고객의 마음을 잡기 위해서는 집으로 돌아간 후의 고객 서비스도 중요하다. 최근 많은 병원들이 하고 있는 것이 '홈 폰' 서비스나 '해피콜' 서비스다. 고객의 마음을 읽기 위한 병원들의 적극적인 노력이라 볼 수 있다.

해피콜 서비스

① 해피콜은 언제 할까요?

1. 퇴원환자의 생활관리
2. 입원환자의 가족에게 치료 스케줄 설명
3. 외래예약일 경우 예약 전날 확인전화
4. 첫 진료 후 치료만족감 및 불편사항 확인
5. 장기 투약환자의 복약설명 및 확인

② 해피콜 내용 처리 방법은?

1. 해피콜 내용은 정리하여 DB화 한다.
2. 해피콜 시 컴플레인 내용은 회의를 통해 처리한다.
3. 건강상담일 경우 내용을 정리하여 제공(SMS, E-mail) 한다.

③ 해피콜의 추가 활용 방법은?

1. 전화상으로 다음 예약 일을 잡을 수 있음
2. 집에서의 생활습관을 확인가능(치료에 도움)

④ 해피콜 시 주의할 점은?

1. 전화시간은 고객이 편한 시간으로 약속한다.
2. 담당코디네이터가 지속적으로 관리한다.
3. 인바운딩 일 경우에도 친절하게 상담한다.
4. 너무 상업적인 느낌이 들지 않도록 한다.
5. 고객만족도 조사일 경우 짧게 한다.

4. 고객만족도 조사

고객만족에 있어서 서비스의 질은 매우 중요하다. 서비스 질은 가치와 매우 밀접한 관계에 있다. 서비스 질은 소비자가 제공받는 서비스에 대한 전반적이고 인간적인 평가이기 때문에, 서비스 질을 높게 평가할수록 고객으로 하여금 높은 가치를 인식하게 한다. 즉, 고객의 가치를 창조할 수 있는 경영이 이루어질 때 고객을 만족시킬 수 있다. 고객의 가치창조를 위해서는 고객과 지속적이고 인간적인 관계를 유지하고, 직원들을 배려하고, 높은 서비스질을 유지하며 가치 인식에 대한 측정과 조사를 행해야한다.

1) 고객만족도 조사의 이해

고객만족도 (Customer Satisfaction Index : CSI)는 현재 생산·판매되고 있는 제품 및 서비스 품질에 대해 해당 제품을 직접 사용해 보고 이 제품과 관련된 서비스를 받아 본 고객이 직접 평가한 만족 수준의 정도를 측정·개량한 지표이다. 고객들의 객관적인 평가인 고객만족도 조사를 통해 고객의 기대와 욕구의 파악, 자사와 경쟁사의 위치 파악 및 제품과 서비스 그리고 병원이미지에 대한 파악을 분명히 할 수 있게 된다.

고객만족도 조사는 여러 가지 다양한 부문으로 나누어 볼 수 있고, 전사적 차원에서 고객들의 부문별 만족도를 측정하여 고객만족에 취약한 부분을 찾아내고 프로세스를 개선하여 고객만족시스템을 구축하게 한다. 고객만족도조사를 부문별로 나누어 보면 다음과 같다.

- 외부고객만족도조사(CSI : Customer Satisfaction Index)
- 직원만족도조사(ESI : Employee Satisfaction Index)
- 협력업체만족도조사 (FSI : Family Satisfaction Index)
- 부서간 만족도조사 (ICSI : Internal Customer Satisfaction Index)

일반적으로 병원에서의 고객만족도조사라 함은 외부고객만족도조사를 의미하며, 측정에서 중요한 것은 이전과 비교해서 종합적으로 또는 부분적으로 어느 정도 잘되고 있는가를 아는 것이 목적이므로 일정한 시기에 일정한 방법에 따라 계속 조사하는 것이 중요하다. 측정횟수가 많을수록 고객의 만족도와 의식의 변화를 알 수 있는 장점은 있으나

고객만족 확인 설문지

본 설문지는 최고의 환자 만족도를 위해 참고자료로 활용됩니다.

※ 해당되는 것에 ✓표 해주십시오.

- 성별 (남, 여)
- 나이 (10대, 20대, 30대, 40대, 50대, 60대 이상)
- 직업 (직장인, 주부, 자영업, 학생, 기타)

1. 성형외과 입구 및 진료실 내부에 대한 전반적인 청결상태는 어떻게 생각하십니까?
   ① 청결하다 ② 보통이다 ③ 불결하다(불결한 장소 :)

2. 성형외과 도착시간 및 진료가 끝난 시간은 몇 시 였습니까?
   도착시간 : 오전 시 분 끝나는 시간 : 오전 시 분
   오후 시 분 오후 시 분

3. 저희 성형외과를 찾아 주신 중요한 이유는 무엇입니까?
   ① 편리한 교통(거주지와 가까움) ② 치료효과 좋다
   ③ 친절한 서비스 ④ 최첨단 의료장비
   ⑤ 고객편의시설 부족 ⑥ 편안하고 쾌적한 환경

4. 저희 성형외과에서 가장 불편하셨던 사항은 무엇입니까?
   ① 대기시간이 길다 ② 접수 및 안내시설 불친절
   ③ 의료진의 불친절 ④ 불결한 진료환경
   ⑤ 고객편의시설 부족 ⑥ 진료에 대한 설명 부족

5. 저희 의료진의 서비스 중 가장 개선되어야 할 사항은?
   ① 접수 및 안내의 불친절 ② 의료진의 불친절
   ③ 의료장비 ④ 치료 후 결과
   ⑤ 편의시설 미비 (원하는 시설:) ⑥ 기타: ( )

6. 친절직원 및 의료진 1명만 추천해 주십시오.
   (직원: 의료진:)

귀하의 의견을 귀중한 보배삼아 보다 나은 양질의 서비스로 모시겠습니다.
감사합니다.

고객만족 확인 설문지

본 설문지는 최고의 환자 만족도를 위해 참고자료로 활용됩니다.

※ 해당되는 것에 ✓표 해주십시오.

- 성별 (남, 여)
- 나이 (10대, 20대, 30대, 40대, 50대, 60대 이상)
- 직업 (직장인, 주부, 자영업, 학생, 기타)

1. 본 병원을 찾게 되신 주된 이유는 무엇입니까?
   ① 집이 가깝거나 교통이 편해서 ② 잘 본다고 소문이 나서
   ③ 아는 사람 소개로 ④ 시설이 깨끗하고 직원이 친절해서
   ⑤ 수술과 치료를 잘해서 ⑥ 치료비가 싸서
   ⑦ 아는 직원이 있어서 ⑧ 시설과 의료장비가 좋아서
   ⑨ 기타 ( )

2. 본 병원을 이용하시는데 있어서 가장 불편하신 점은 무엇입니까?
   ① 거리가 멀다 ② 치료비가 비싸다
   ③ 의사의 설명이 부족하다 ④ 기다리는 시간이 길다
   ⑤ 직원들이 불친절하다 ⑥ 의료장비가 빈약하다
   ⑦ 청소상태 등 병원위생이 불결하다 ⑧ 주차장이 부족하다
   ⑨ 기타 ( )

3. 어디가 불편하셔서 내원하셨습니까? ( )

4. 이 병원의 진료에 대해 만족하십니까?
   ① 아주만족하다 ② 만족하다 ③ 보통이다 ④ 불만이다 ⑤ 아주불만이다

5. 이 병원의 치료비는 적절하다고 생각하십니까?
   ① 싼 편이다 ② 적절하다 ③ 비싼 편이다 ④ 모르겠다

6. 앞으로도 본 병원을 계속 이용하시겠습니까?
   ① 이용 하겠다 ② 모르겠다 ③ 이용하지 않겠다
   그 이유는 ( )

7. 주변에 아픈 사람이 있으면 이 병원에서 진료 받도록 권하시겠습니까?
   ① 권고 하겠다 ② 모르겠다 ③ 권고하지 않겠다
   그 이유는 ( )

8. 병원에 바라는 건의 사항이 있으시면 적어주십시오.
   ( )

귀하의 의견을 귀중한 보배삼아 보다 나은 양질의 서비스로 모시겠습니다.
감사합니다.

많은 비용과 노력이 든다. 그러나 1년에 최저 1회는 실시해야 하고, 취급상품과 경영환경에 따라 6개월, 분기, 1개월마다 등 정기적으로 계속해서 하도록 하면 좋다.

고객만족도는 절대적인 점수가 아니라 상대적인 점수이다. 따라서 고객만족도의 절대적인 점수가 높다고 하여 그 병원의 의료서비스에 대한 고객만족도의 수준이 높은 것은 아니다. 일반적으로 병원에서는 설문지조사, 대인면접조사, 전화조사 등의 Field survey와 서비스모니터링을 통하여 고객들의 만족정도가 조사되고, 이를 바탕으로 고객만족 경영이 시작된다.

2) 병원 모니터링의 이해

기업이나 개인의 발전에 있어 가장 큰 저해요인이 되는 것이 바로 '자기착각에 빠져있는 것'이다. 대부분의 병원은 업무프로세스나 고객만족도에 있어 충분히 잘하고 있다는 위험한 착각을 하곤 한다. 그러므로 객관화된 시각과 과학적인 도구를 이용하여 병원 상태를 올바르게 평가해 보는 것은 아주 중차대한 일이라 하겠다.

병원 모니터링이란 병원의 특수성을 고려하여 환자 또는 보호자, 진료예상 환자들에 대한 접점에서 적절한 서비스가 이루어지고 있는지를 현장 방문 모니터 및 인터뷰를 통하여 과학적으로 평가하는 활동이며 이를 통해 병원의 현재를 점검하고 미래를 설계할 수 있다. 또한 병원 서비스 모니터링은 다음과 같은 목적을 갖는다.

〈병원 모니터링의 대상〉

대 상	의 미
병원시설(hardware)	• 병원의 실·내외 환경 및 청결상태, 의료장비, 편의시설, 집기비품 관리 상태, 조명상태·환기상태 등이다.
운영시설(software)	• 진료서비스, 업무처리, 환자관리, 홍보시스템 등이다.
인적시스템(humanware)	• 의사, 간호사, 스텝의 업무지식과 상담안내 능력, 고객 서비스 상태로서 환자 및 고객에 대한 인사표정, 화법, 행동/환자의 고민 해결에 노력, 환자 유치를 위한 신뢰감을 표시하는가 등이다.

- 현재 병원의 서비스 흐름에 대해 알아보고 내부 시스템을 파악한다.
- 고객과의 접점 서비스 품질을 향상한다.
- 고객 접점별에 따른 직원들의 업무 분석을 통해 업무의 효율화를 높인다.
- 타 병원과의 차별화 포인트를 파악하여 경쟁력을 가진다.

3) 병원 모니터링의 진행

가) 고객의 입장에서 병원고객 접점 진단

- 병원에 오는 길이 편리한지
- 병원입구(정문, 간판)를 찾기 쉬운지
- 주차시설이 편리한지
- 병원의 첫 이미지가 어떤지
- 직원들과의 접점 느낌이 어떤지

나) 모니터링의 포인트

- 왜 병원 평가를 하는가? - 병원이 개선해야 할 과제가 담겨있다.
- 누가 물어 볼 것인가? - 임직원, 전문 컨설턴트, 고객모니터 또는 온라인 시행
- 무엇을 물어 볼 것인가? - 병원 시설, 운영 시스템, 인적자원

다) 대상자 정하기

- 신환, 구환, 환자의 보호자나 가족, 지역주민
- 외래환자, 입원환자, 퇴원환자

라) 설문지 작성

- 내용은 알기 쉽게, 질문은 구체적으로
- 피조사자의 성별, 나이는 정확히
- 평가수치는 4~5단계가 적당

마) 피드백을 통한 활용

- 외래 게시판에 결과 공지
- 직원에 대한 교육(자발적 참여 유도)
- 무조건적 개선보다는 부서별로 토의를 통해 목표 수립

(김정미, 2006)

병원 모니터링의 주요 사항

- 전화 : 안내, 접수, 직원에 대한 인사/표정/자세 친절도
- 상담 : 환자의 연령과 상담 등에 따른 접근과 대화법 활용도
- 등록 : 고객 응대 친절도와 숙련도
- 차팅 : 정확한 Charting과 개인 신상 특징을 간단히 메모 및 메시지 전달 등 운영시스템
- 대기 : 의사의 컨디션을 감안하여 환자에게 대기시간 배정 등 환자 대기실 관리상황
- 예진 : 환자응대와 친절도
- 진찰 : 환자에 대한 친근감 표시유무/권위의식이 있는지 유무
- 수납 : 간결한 인사말과 호칭을 사용하여 고객을 호명하기
- 배웅 : 인사/표정관리 유무

환자들의 병원선택 기준은?

"단골 병원요? 잘 나으면 또 가는거죠" - 환자들 병원결정기준 1위, '건강회복 정도'

병원산업의 발전으로 다양한 서비스가 주요하게 대두되고 있지만 환자들은 여전히 병원의 선택기준으로 의료수준을 가장 중요하게 여기는 것으로 나타났다.

28일 정승원·서영준·이해종 교수(연세대 보건행정학)와 이견직(협성대 보건관리학) 교수가 공동 연구한 '국립대 병원 입원환자의 재이용의사 결정요인'에 따르면 '건강회복 정도'가 입원환자들의 병원 재이용에 가장 큰 영향을 미쳤다.

총 9개의 요인과 세부특성을 나누어 진행한 연구는 '건강회복 정도'에 이어 간호사 요인(적극적 도움>충분한 설명>환자에 대한 인지도), 의사 요인(환자존중>의사의 실력>친절도), 전반적 만족도, 입원절차 요인이 재이용 의사를 묻는 질문에 유의한 결과를 도출했다.

반면 진료비 요인, 물리적 환경 요인 등은 유의한 결과에 이르지 못했다.

연구팀은 "대학병원 환자의 경우 질병 중증도가 상대적으로 높기 때문에 건강 회복 정도가 입원환자들의 재이용 의사에 가장 큰 영향을 미치는 것은 당연한 결과"라며 "병원들이 우수한 의료진과 장비에 투자를 게을리하지 말아야 한다"고 강조했다.

또 간호사요인이 의사요인보다 높은 것은 환자들과의 접촉이 많기 때문이며 적극적인 도움과 충분한 설명을 원하는 환자들을 대하는 간호사들의 친절서비스 교육이 중요함을 보여주었다.

특히 의사요인에서는 환자존중과 실력이 가장 중요한 변수로 나타나 환자와의 의사소통 교육, 응대 요령에 대한 교육을 강화해야 되는 것으로 나타났다.

연구팀은 "높은 환자만족도를 보여주는 의사에 대해서는 포상하는 제도가 필요하다"고 주장했다.

이외에도 직원들의 친절도, 입원 절차에 있어서 진료비 수납절차에 대한 설명, 수속 소요기간, 접수 및 등록절차 등도 환자의 편의성에 맞게 바꾸는 경영진의 관심이 요구된다.

연구팀은 "국립대병원이 민간병원과는 조금 다른 성격이 있지만 환자 중심의 병원과 운영 효율성을 강조하는 사회분위기를 볼 때 국립대 병원 역시 독자생존을 위해 환자 만족도를 향상시키고 병원 재이용 의사를 제고하기 위한 경쟁력 강화 전략이 필요하다"고 지적했다.

한편 이번 연구는 전국 10개 국립대병원 입원환자 총900명을 대상으로 진행됐다.

(2004-05-28 메디게이트뉴스 발췌)

4) 병원 MOT 프로세스 만들기

앞서 실시한 서비스 모니터링을 토대로 각 고객접점별 문제점과 개선점을 정리하여 병원 내 각 부서별 세부 MOT 프로세스를 정립하고, 나아가 홈페이지, 주차장 등 고객접점 최일선에서부터 각 부서별 업무 매뉴얼을 제작하여 전사적으로 활용토록 한다.

또한 MOT 활성화를 위해 우수 직원에게 마일리지를 부여하는 등의 인센티브 제도를 통해 정착시켜 MOT 시스템화에 노력해야한다.

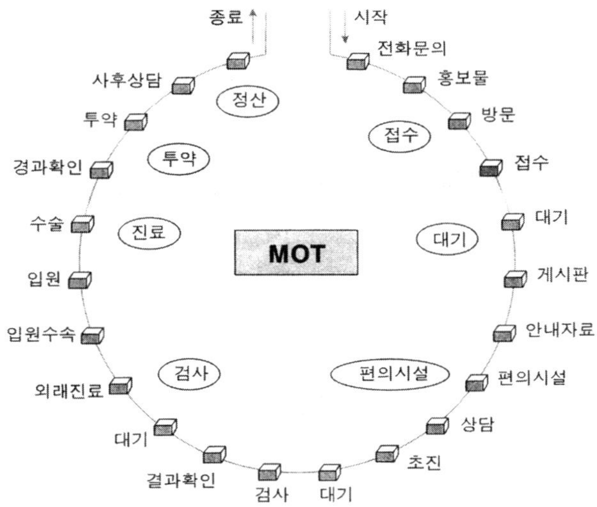

〈진료실의 고객접점 MOT〉

5) VOC 관리

가) VOC 이해

VOC(Voice of custmor :고객의 소리) 시스템은 다양한 고객의 소리를 체계적으로 수집, 저장, 분석하여 기업의 경영활동에 활용하고 고객에게 다시 Feedback 해줌으로써 고객의 의견에 근거한 경영활동을 할 수 있게 하는 경영체계를 말한다.

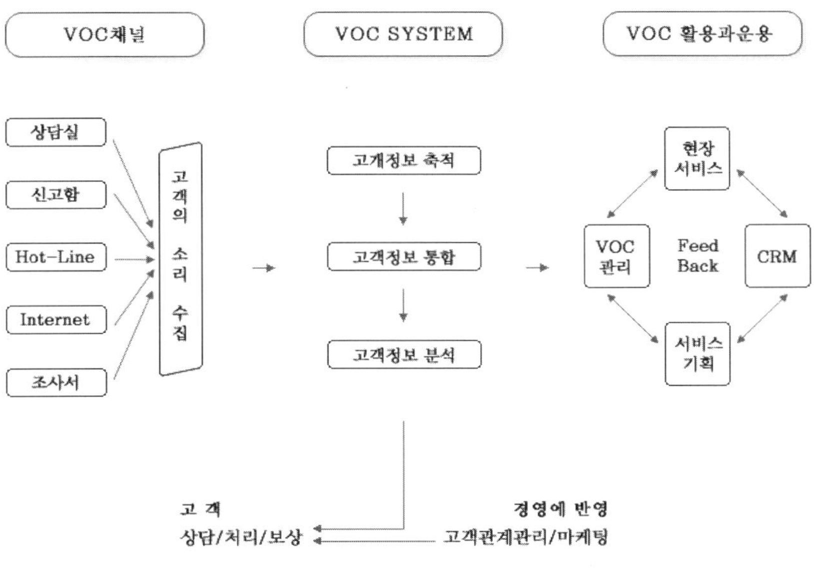

나) VOC 처리절차

우선 효율적인 VOC 시스템을 위해서는 ①환자나 고객이 쉽게 의견을 제시할 수 있는 경로를 제공하는 것이 중요하다. 고객이 의견을 제시하려고 해도 경로를 알지 못해 전달을 못한다면 병원으로서는 중요한 고객의 생각을 알 수 있는 중요한 기회를 놓치게 되는 것이다. 따라서 고객의 눈과 손이 가장 쉽게 닿을 수 있는 엘리베이터 내부, 리셉션 데스크, 대기실 등에 고객설문지를 비치하는 것이 일반적이다.

고객의 소리가 접수 되면 ②해당부서에 통보하여 고객의 소리를 분석한다. 이 때 해당부서 또는 관련 책임자, 당사자의 고객니즈 파악을 위한 신속한 분석과 피드백은 고객니즈 분석능력 및 대처 능력을 을 강화시켜 준다.

③시정결과를 고객에게 회신하고 감독 부서에 보고한다. 이러한 통합된 시스템 운영으로 고객 불만에 대한 효율적 대처 및 처리기간을 단축시킬 수 있고, 고객요구와 관련한 정보구축을 통해 고객의 욕구를 충족시킨다.

VOC 처리절차

① VOC접수 : VOC 채널에 의한 신고 또는 상담
② 접수내용 보고 : 열린상담실→교육부원장 보고
관리/진료지원 부문 : 관리본부장 보고
간호/검사실 부문 : 간호본부장 보고
③ 해당부서통보 : 불편 접수 후 24시간 내 또는 2일 내에 통보
④ 시정결과회신 : 불편 접수 후 24시간 내 또는 3일 이내 회신
⑤ 보고 : 시정결과에 대한보고
※ 확인 감독 : 부문별로 시정사항 이행 여부 확인 감독

고객 불편·불만 접수 처리서

보고자	QA팀장

<table>
<tr><td colspan="8">불편 불만 접수 고객 정보</td></tr>
<tr><td rowspan="2">고객명</td><td rowspan="2"></td><td rowspan="2">연령/성별</td><td rowspan="2">세(남 , 여)</td><td rowspan="2">구분</td><td>외래</td><td></td><td>접수 방법</td></tr>
<tr><td>입원</td><td></td><td>전화, 우편, e-mail</td></tr>
<tr><td>접수자</td><td colspan="2"></td><td>환자와의 관계</td><td colspan="2"></td><td>연락처</td><td></td></tr>
<tr><td colspan="8">불편 불만 신고내용 및 처리기록</td></tr>
<tr><td>주제</td><td colspan="7"></td></tr>
<tr><td rowspan="4">접수 내용</td><td>불편 불만 제공 요소</td><td colspan="6"></td></tr>
<tr><td>불편 불만 발생 장소</td><td colspan="2"></td><td colspan="2">환자ID번호</td><td colspan="2"></td></tr>
<tr><td>신고 내용</td><td colspan="6"></td></tr>
<tr><td>당사자 확인 내용</td><td colspan="6"></td></tr>
<tr><td rowspan="3">처리 내용</td><td>불편 불만 처리 내용</td><td colspan="6"></td></tr>
<tr><td>처리 방법</td><td colspan="2">☐ 현장처리 ☐ 추후보고사항</td><td colspan="2">처리결과 만족도</td><td colspan="2">☐ 만족 ☐ 보통 ☐ 불만</td></tr>
<tr><td>협조 부서</td><td colspan="6"></td></tr>
<tr><td>건의 사항</td><td colspan="7"></td></tr>
</table>

서비스 설문조사

※ 안녕하세요. ○○외과입니다. 저희는 환자분들이 원하시는 친절하고 쾌적한 병원을 만들기 위해 여러분의 소중한 말씀을 듣고자 합니다. 설문에 응해주신 내용은 환자분의 진료기록과는 전혀 상관이 없음을 말씀드리며 여러분의 의견 하나하나를 소중히 반영하여 더욱 편안한 병원으로 거듭나겠습니다.

1. 병원에 들어섰을 때 직원들은 큰 소리로 인사하며 맞이해 줍니까?
   ① 항상 그렇다 ② 가끔 그렇다 ③ 아니다 ④ 전혀 아니다

2. 직원들끼리 잡담을 하며 모른 체하거나 무표정으로 응대 한 적이 있습니까?
   ① 항상 그렇다 ② 가끔 그렇다 ③ 아니다 ④ 전혀 아니다

3. 병원내부가 항상 청결하다는 느낌이 듭니까?
   ① 매우 그렇다 ② 그렇다 ③ 보통이다 ④ 아니다 ⑤ 매우 아니다

4. 대기시간에 활용할 만한 것들이 충분히 배려되어 있다고 생각하십니까?
   ① 매우 그렇다 ② 그렇다 ③ 보통이다 ④ 아니다 ⑤ 매우 아니다

5. 의사선생님은 환자의 질환이나 질문에 관해 충분한 설명을 해 줍니까?
   ① 매우 그렇다 ② 그렇다 ③ 보통이다 ④ 아니다 ⑤ 매우 아니다

6. 내원 시 가장 불편했던 점은 무엇입니까?
   ① 교통편 ② 간호사나 직원들의 불친절 ③ 의사의 불친절
   ④ 대기시간 ⑤ 병원시설 ⑥ 기타( )

7. ○○외과를 다른 사람에게 추천한 적이 있다.
   ① 있다 ② 없다

8. 있다면 그 이유는 무엇입니까?
   ( )

9. ○○외과에 개선점이나 바라는 점이 있으시다면 간략히 적어주십시오.
   ( )

귀하의 의견을 귀중한 보배삼아 보다 나은 양질의 서비스로 모시겠습니다.
설문에 응해 주셔서 대단히 감사합니다.

제 7 장 의료서비스 마케팅

1. 서비스 마케팅의 이해

1) 서비스 마케팅의 개념

유형의 제품의 경우 일단 생산된 뒤에 팔리고 그 후 소비된다. 그러나 서비스는 생산과 소비가 동시에 일어난다. 병원코디네이터는 대고객 서비스를 여러개 만들어 놓고 필요한 고객에게 판매하는 것이 아니라 고객이 올 때마다 고객의 니즈에 맞추어 서비스응대를 생산하고 고객은 이를 그 자리에서 소비한다.

이처럼 서비스의 생산과 소비의 동시성, 이질성, 소멸성 그리고 무형성은 제품 마케팅과는 다른 서비스 마케팅만의 고유한 영역과 시각을 형성시켰다. 제품 마케팅과 서비스 마케팅은 마케팅 추구방향, 소유권과 사용 그리고 소비, 마케팅믹스, 평가방식에서 차이를 보인다.

가) 마케팅 추구방향

서비스기업과 제품기업은 그들이 마케팅을 추구하는 방식에서 정반대의 차이를 보인다. 즉, 유형의 소비재를 생산해 마케팅하는 기업의 경우 추상적 연상을 통해 자사의 물리적 제품을 보완함으로써 소기의 목적을 달성하고자 한다. 예를 들어, 코카콜라는 원조 혹은 진짜라는 추상적 연상을 소비자의 마음속에 담기 위해 엄청난 촉진 예산을 사용한다.

반면에 서비스 마케팅은 위와는 정반대의 전략을 사용해야만 한다. 서비스는 이미 태생적으로 무형이기 때문에 추상화시킬 필요가 없다.

그 대신에 서비스의 실체 혹은 진실에 관한 물적 증거를 제시해 주어야 한다. 보이지 않는 서비스의 참된 가치를 소비자가 눈으로 확인할 수 있게끔 하는 마케팅 전략이 필요한 것이다. 예를 들어, 성형외과는 수술후의 좋아진 모습을 촬영한 사진을 병원 내부에 전시함으로써 의사의 무형적 의료기술에 대한 물적 증거를 제시한다.

나) 소유권, 사용 그리고 소비

제조업체는 기본적으로 제품을 판매한다. 그리고 소비자는 이것을 돈과 교환하여 구매함으로써 소유권을 획득한다. 그러나 서비스의 경우 소비자가 서비스 제품을 소유하고 사용하며 그리고 소비하는데 있어서 다수의 재량권을 가지게 된다. 예를 들어, 비행기 티켓의 경우 소비자는 이것을 구입해 소유할 수 있으며, 동시에 제한된 기간동안에 한해 그것을 사용할 수 있다.

도서관의 경우 이용자들은 일정 기간동안 책을 빌려 독서를 한 후 반납한다. 즉, 서비스는 근본적으로 구매되어지는 것이 아니라 소비되어지는 것이다. 다시 말해 단지 대여될 따름인 것이다.

이처럼 서비스는 유형의 제품과 달리 소유 형태, 사용 방법 그리고 소비 방식에 있어서 별개의 자유 선택권을 발휘할 수 있고 따라서 이러한 특징은 서비스 마케팅을 실시할 때 추가적 기회를 제공하게 된다.

다) 마케팅 믹스

일반적으로 마케팅 활동의 범위는 마케팅 믹스라는 기본적 개념에 의해 구분되어지고, 한 기업의 마케팅 믹스는 표적 시장을 만족시키기 위해서 특정 조직체에 의해 통제되어지는 변수들로 구성된다.

제품 지향의 마케팅 믹스는 전통적으로 제품, 가격, 유통 그리고 촉진이라는 4가지 범주로 구성되는 반면에 서비스 지향의 마케팅 믹스에는 4P's 이외에 추가적으로 고려해야 하는 3P's가 존재한다. 즉, 서비스 관여자, 서비스가 제공되어지는 물리적 환경, 그리고 서비스 과정이 그것이다. 따라서 서비스 마케팅의 범위는 제품 마케팅의 범위보다 더 포괄적이고 광범위 할 수밖에 없다.

- 참여자(Participants) : 종업원과 고객
- 물리적 환경(Physical evidence) : 건물, 유니폼, 기타의 유형적 환경
- 과정(Process) : 서비스 제공 과정에 포함되는 실제적 절차와 활동의 흐름

제품 마케팅믹스	
• 제품 • 가격 • 유통 • 촉진	4P's

서비스 마케팅믹스	
• 제품 • 가격 • 유통 • 촉진 • 참여자 • 물리적 환경 • 과정	7P's

라) 평가방식

소비자는 제품에 대한 평가 방식과는 다른 방법으로 서비스를 평가한다. 대부분의 유형적 제품은 눈에 보이고 만질 수 있는 품질을 기초로 평가할 수 있기 때문에 상대적으로 평가가 용이하다. 하지만 서비스는 소비자가 경험한 품질에 근거하거나 혹은 확신하지는 못하지만 그러하리라 믿어지는 품질을 기초로 평가하기 때문에 어려울 수밖에 없다.

서비스 제품의 품질은 '경험에 대한 고객의 반응'에 달려 있다. 경험이 물리적으로 전달 가능한 어떤 것을 포함할지라도 제공되는 전체 가치의 본질은 경험에서 느낀 고객의 정신적이고 감정적인 상태에 달려 있는 것이다. 결국 서비스란 느낌에 관한 것일 수밖에 없는 것이다. 소비자가 제품이나 서비스를 평가할 때 고려할 수 있는 품질에는 다음과 같은 3가지 종류가 있다.

- 탐색 품질 : 색상, 스타일, 가격, 견고성 그리고 냄새와 같이 제품이나 서비스를 구매하기전에 소비자가 평가할 수 있는 품질
- 경험 품질 : 맛, 착용감, 구매 만족과 같이 구매후나 소비 과정을 통해서만이 평가할 수 있는 품질
- 신뢰 품질 : ABS 브레이크와 같은 추가적 기능으로서 심지어 구매 후에도 기술적 지식이 부족하기 때문에 그것의 평가가 곤란한 품질

(이상환, 2006)

2) 서비스 마케팅의 기본 전략

가) 원가효율성 전략

원가효율성은 자본 투자를 줄이기 위한 공업화 절차들을 강조하는 전략이다.

나) 개별화 전략

개별화는 고객들의 특정한 요구를 충족시키기 위해 서비스를 설계하는 접근방식이다.-직무분할, 직무전문화, 직무교환, 자동화, 전산화, 일괄처리 등과 같은 원가 효율성 전략

다) 서비스품질 전략

고품질의 서비스를 생산하기 위해서는 서비스의 전문화를 필요로 할 것이다.

2. 의료서비스 마케팅의 이해

1) 의료서비스 마케팅의 이해

마케팅은 주로 이익 창출을 추구하는 영리조직에서만 중요시되어 왔다. 하지만 수많은 조직과 기관들은 자신들의 목적을 추구하고 원활한 활동을 하기 위해서, 영리성과 상관없이 마케팅을 사용하기 시작하였고, 이제는 필수적인 조직 운영의 한 부분이 되었다.

특히, 우리는 병원들의 마케팅 전쟁시대를 경험하며 살고 있다. 수많은 병원들이 독창적이고 획기적인 기법들을 도입하고 있다. 산부인과에서는 아이의 울음소리 및 초음파 영상, 사진을 담아 오랫동안 보관할 수 있도록 서비스하고 있으며, 신생아의 모습을 인터넷을 통하여 전송함으로써 멀리 있는 부모가 아이의 상태를 확인할 수도 있다. 성형외과는 광고의 효과를 기대하면서, 신문이나 인터넷에 배너를 올리기도 하고, TV나 라디오에 출연도 한다. 특히, 인터넷 시대를 살면서 다양한 기법의 인터넷 광고들이 눈길을 끌기도 한다.

의료기관은 병원의 외부·내부 환경에 대한 분석을 해야 하며, 특히 병원이 가지고 있는 위기, 기회, 강점, 약점 등을 잘 이해하고 있어야 한다. 특히 우리 병원이 놓여있는 환경은 바로 시장(Market)을 의미한다. 따라서 정확한 분석과 측정은 시장 내 의료 수요를 측정하는 지름길이 된다고 할 수 있다.

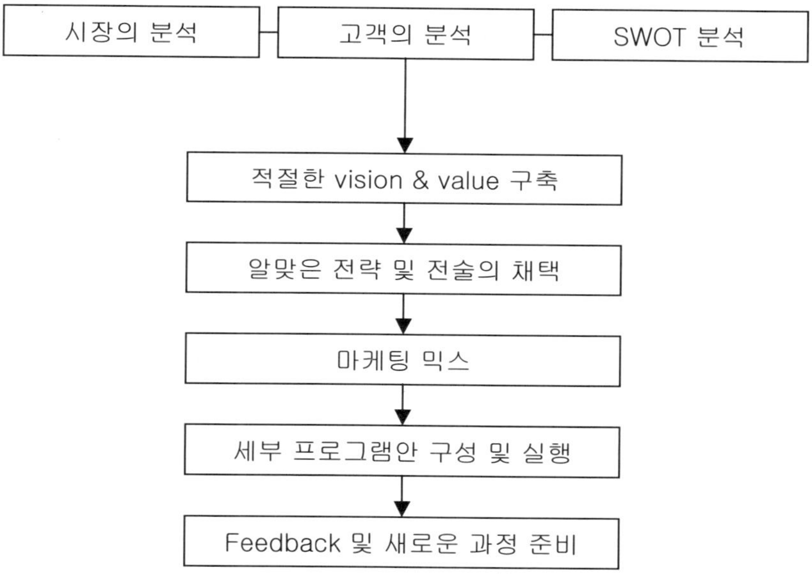

〈의료서비스 마케팅 과정〉

2) 병원 조직의 SWOT 분석

병원의 환경분석을 통해 강점(strength)과 약점(weakness), 기회(opportunity)와 위협(threat) 요인을 규정하고 이를 토대로 마케팅 전략을 수립하는 기법이다. 이때 사용되는 4요소를 강점·약점·기회·위협(SWOT)이라고 한다.

병원의 내부환경을 분석하여 강점과 약점을 발견하고, 외부환경을 분석하여 기회와 위협을 찾아 강점은 살리고 약점은 보완하며, 기회는 활용하고 위협은 억제하는 마케팅 전략 수립이다.

① 강점 : 경쟁기업과 비교하여 소비자로부터 강점으로 인식되는 것은 무엇인지 파악

② 약점 : 경쟁기업과 비교하여 소비자로부터 약점으로 인식되는 것은 무엇인지 파악

③ 기회 : 외부환경에서 유리한 기회요인은 무엇인지 파악

④ 위협 : 외부환경에서 불리한 위협요인은 무엇인지를 파악

〈SWOT 분석〉

내부요인 \ 외부요인	내부의 강점(S)	내부의 약점(W)
외부의 기회(O)	SO 전략	WO 전략
외부의 위협(T)	ST 전략	WT 전략

3) 의료서비스 마케팅 STP 전략

마케팅에서 조직의 SWOT 분석 후에는 해당 조직에 알맞은 적절한 전략 선택이 필요하다. 기업의 자원은 무한하지 않기 때문에 현실적으로 기업이 모든 고객을 상대로 마케팅 전략을 펼칠 수 없다. 따라서 마케팅을 할 때 시장을 세분화하고, 세분화된 시장에 목표고객을 선정하고 그 시장에 포지셔닝을 하는 전략이 필요하다. STP의 정의는 '시장세분화(Segmentation), 표적시장 선정(Targeting), 포지셔닝(Positioning)를 통해 효율적으로 표적 시장에 도달하는 것'이다. 즉, STP를 통해 마구 쏘아대는 산탄총 방식이 아닌 그들의 마케팅 노력을 분산시키지 않고 자신들의 상품에 가장 높은 관심을 갖는 구매자에게 마케팅 노력을 집중시켜 큰 효과를 볼 수 있게 하는 것이다. 예를 들어 초창기의 코카콜라는 모든 사람을 대상으로 대량 마케팅을 펼쳤으나, 요즘에는 그들의 각각 제품 컨셉에 맞는 소비자들을 공략하고 있다. 구체적으로 예를 들면, 운동 후의 갈증 해소에는 파워에이드를 어린이 음료로 쿠우를 만들어서 공략한다.

〈제품/시장 화장 조합을 이용한 시장 기회의 발전〉

	기존 제품(서비스)	새로운 제품(서비스)
기존 시장	시장 침투 전략	제품(서비스)개발 전략
새로운 시장	시장 개발 전략	다각화 전략

가) 시장세분화(Segmentation)

시장세분화란 모든 잠재 고객군을 어떤 기준을 갖고 몇 개의 그룹으로 나누는 과정으로, 시장세분화는 다음과 같이 이루어져야 한다.

치료를 받을 필요가 있는 고객(환자) 개인을 판별한다.

마케팅 활동을 위한 노력과 비용을 고려하여 고객(환자)군의 크기를 결정한다.

세분화된 대상 고객(환자)군의 성장 잠재력을 조사한다.

세분화된 대상 고객(환자)군에 대하여 경쟁의 여지가 있는지를 검토한다.

마케팅 활동의 실행 필요성을 고려한다.

세분화하는 방법에는 여러가지가 있는데, 주요한 세분화 변수인 지리적, 인구통계적, 심리분석적 및 행동적 변수에 따라 세분화를 한다.

나) 표적시장 선정(Targeting)

시장을 세분화 한 뒤, 그 중 한 시장을 선택하여 공략하는 것으로 시장의 특성에 따른 방법과 시장의 특성과 서비스특성을 함께 고려하는 방법이 있다.

의료기관에서는 표적 시장을 특정 제품 또는 집중화된 서비스 종류로 위치 선정을 하는 것이 아니고 서비스의 질이나 가격으로 위치 선정을 해야 할 것이다.

다) 포지셔닝(Positioning)

제품 포지셔닝이란 기업이 원하는 바대로 자사의 제품(서비스)을 소비자들에게 인식시켜 시장에서 자사의 제품(서비스)이 독특한 위치를 차지할 수 있도록 자리 잡는 것을 말한다. 포지셔닝을 통해서 기업은 자사제품을 경쟁제품과 차별화된 지위를 얻도록 하여 표적시장에서 고객의 욕구를 충족시킬 수 있다는 인식을 소비자들에게 심어주게 된다.

포지셔닝의 전략을 세우기 위해서는 기업이 시장에서 차지하는 위치 - 시장선도 기업, 시장도전 기업, 시장추종 기업, 시장틈새 기업 - 와 경쟁기업 및 제품의 포지셔닝, 소비자들의 니즈와 브랜드에 대한 소비자의 지각, 자사의 마케팅 자원, 자사의 이미지 등 전반적인 사항을 고려해야 한다.

포지셔닝은 기존 제품이나 서비스에 대한 고객의 시각을 파악하여 소비자들의 인식을 명확하게 파악하여 자사의 제품이나 서비스가 가장 차별화될 수 있는 위치를 찾는 것이 중요하다. 자사제품의 이미지를 얼마나 정확하고 강력하게 고객에게 심어주고 소비자가 이를 인지해주느냐에 포지셔닝의 성공여부가 달려있다.

일반제품과 달리 병원의 포지셔닝은 병원을 이용하는 여러 과정을 통해 고객들이 느끼게 되기 때문에 병원의 일반운영 및 프로세스 개선, 직원에 대한 지속적인 교육의 기초 위에 홍보운동과 다각적인 실천운동을 통해서 구축되는 것임에 주의할 필요가 있다.

4) 의료서비스 마케팅믹스

제품(서비스)을 포지셔닝하려면 다른 경쟁제품과의 차별점을 표적시장의 소비자에게 확고하게 인식시킬 수 있는 마케팅믹스가 필요하다.

의료서비스 마케팅이란 병원의 SWOT 분석 후 STP전략에서 세분화된 시장의 목표고객을 대상으로 7P를 적절히 사용·공략하는 것이다. 의료서비스 마케팅에서의 7P는 다음과 같다.

〈의료서비스 마케팅의 7P〉

구 분	요 소	의 미
기본요소	Product(제품)	• 서비스 품질 • 브린딩 • 부가서비스 • 패키지 • 생산라인
	Price(가격)	• 입지 • 교통 • 유통 채널 관리 • 생산과 판매의 거점
	Place(유통)	• 브랜드 촉진 • 판매촉진 • 홍보 • 판매원 • 광고
	Promotion(촉진)	• 가격수준 • 할인 • 가격폭 • 기간 • 차별화
확장요소	People(참여자)	• 종업원(고용 · 훈련 · 동기부여 · 보수) • 종업원 조사 · 고객(교육 · 훈련) • 기업문화 · 가치관
	Physical evidence (물리적 환경)	• 시설디자인(미적 · 기능 · 쾌적성) • 비품도구 · 간판 · 종업원의 복장 • 기타 유형물(보고서 · 카드 · 팜플렛)
	Process(과정)	• 활동의 흐름(표준화 · 개별화) • 수준의 종류(단순 · 복잡) • 고객참가의 정도

가) Product (제품)

의료기관에서 고객에게 제공되는 산출물의 대부분은 서비스라고 할 수 있으며, 진단이나 다양한 처리, 물리치료 서비스 등이 대표적인 예이다. 향후 의료시장의 경쟁강도가 심화됨에 따라 경쟁우위를 확보할 수 있는 전략으로서 의료서비스 제품의 중요성은 더욱 높아질 것이고 따라서 창의적이고 적극적인 의료서비스 제품전략에 대한 접근이 요구되고 있다.

서비스 핵심제품이란 '고객들이 실제로 찾는 것은 무엇인가', '그 서비스 제품은 어떠한 욕구를 만족시킬 수 있는가'의 질문에 대한 대답이다. 새로운 서비스를 개발하고 계획적으로 수행해 나가는 것은 고객의 욕구를 체계적으로 파악하고 서비스 개발과정에 고객을 참여시킴으로서 보다 고객의 만족도를 높일 수 있는 서비스 제공이 가능해지며, 장·단기 측면에서 새로운 서비스를 계획하고 관리해 나갈 수 있다.

나) Price (가격)

고객(환자)수의 극대화를 목표로 하거나 본인 부담율이 높은 고객의 유치를 위해 노력함은 단기적 수입에 그치게 된다. 장기적으로 충성고객, 즉 재이용율을 높이려면 고객수의 극대화가 아닌 이용의 극대화를 목표로 해야 한다. 그리고 비용(cost)보다는 치료의 가치(value)와 편익(banefit)을 강조해야 한다.

다) Place (유통)

고객이 의료서비스를 이용하기 위해서는 일정한 장소에 위치한 의료기관을 방문하여 소정의 절차를 거쳐야 하며 다양한 진료과정에 참여함으로써 자신의 이용 목적을 달성하게 된다. 또한 고객의 기대에 부응하는 서비스를 제공한다는 것은 고객이 원하는 시간에 원하는 장소에서 원하는 서비스를 이용할 수 있도록 해주는 것을 의미한다.

유통이란 어떠한 과정을 거쳐 고객에게 서비스 할 것인가 하는 문제를 다루는 부분으로 물리적인 접근(의료기관의 위치, 시설), 시간적인 접근(서비스 제공시간, 대기시간), 정보에 대한 접근(구전, 홍보)이 있다.

라) Promotion (촉진)

촉진은 고객들에게 정보를 제공하고 호의적인 태도를 갖도록 설득하며 최종적으로 소비자행동에 영향을 주어 구매를 이끌어 내는 것이다. 촉진활동은 광고, 인적 판매, 홍보, 판매 촉진 등으로 나눈다.

서비스기업은 제조기업에 비해 다양한 커뮤니케이션 수단을 가질 수 있다. 일반적으로 이용할 수 있는 광고매체(인터넷, 신문, 잡지, TV,라디오 등), 홍보 외에 병원건물의 디자인, 분위기 등의 물리적 환경이나 기념비적인 환자수술사례도 커뮤니케이션 수단으로 작용한다.

마) People (참여자)

서비스 전달과정에서 일정한 역할을 함으로써 구매자의 자각에 영향을 주는 모든 행위자를 말하며 내부외부 고객을 의미한다. 이들은 서비스 접점에서 결정적인 역할을 한다.

병원은 직원(내부고객)관리를 통하여 질 좋은 서비스를 제공해야 하는데, 이를 위해서는 먼저 병원내 서비스 문화가 조성 되어야 하며, 이 문화를 유지시킬 수 있는 내부마케팅이 필요하다.

직원들로 하여금 계속적으로 서비스마인드를 가지게 만드는 칭찬과 보상이 필요하고, 병원내 동호회 결성, 야유회, 워크숍 등을 통해 직원간의 팀웍을 도모해야 한다.

바) Physical evidence (물리적 환경)

물리적환경은 병원의 외부환경과 내부환경을 의미한다. 외부환경을 건물의 입지와 간판, 외관 등이며 내부환경은 건물 내부의 장비, 조명, 색상, 향기, 배경음악, 분위기, 편의시설, 공간배치 등이다.

병원서비스의 무형성으로 인한 특성으로 물리적 환경이 고객의 불안감을 없애고 신뢰감을 줄 수 있는 근거가 되므로 서비스의 질 평가에도 영향을 주게 되어 고객만족에 영향을 미친다.

사) Process (과정)

서비스 프로세스란 서비스가 전달되어지는 절차나 메카니즘 또는 활동들의 흐름을 의미한다. 병원서비스는 동시성과 비분리성으로 인해 고객이 서비스 프로세스 안에서 일정한 역할을 수행함으로써 프로세스를 통한 고객의 경험은 고객만족과 재구매의사에 결정적 영향을 미칠 수 있다.

그러므로 고객의 관점에서 프로세스를 설계하는 것이 중요하며, 표준화 작업이 필요하다. 병원서비스 모니터링 등을 통한 고객만족도조사와 이를 토대로 한 고객접점 MOT 싸이클과 고객접점별 서비스 매뉴얼 제작 등이 이에 속한다.

3. 병원 홍보 마케팅 실무 기법

1) 온라인 마케팅

온라인 마케팅이란 제3의 마케팅 시장이라 불리는 온라인 시장에서 자사의 홈페이지, 관련 카테고리, 검색엔진, 이벤트 등을 기획하여 활용하고 채널을 통해 소비자에게 어필하고 잠재수요를 창출하려는 마케팅활동을 말한다.

우리 나라는 컴퓨터와 초고속 통신망의 확대로 인터넷 강국으로 부상하고 있다. 특히, 모든 세대에 비교적 고르게 분포하는 인터넷 이용자들을 통한 온라인 마케팅이 부상하고 있다. 온라인 마케팅이라는 것은 전통적인 여러 마케팅 기법과 다르게 시간적, 공간적 제약을 받지 않는다. 따라서, 인터페이스라는 작은 공간을 통해서 시각적, 청각적인 효과를 발휘하면서 효과적으로 광고의 효과를 볼 수 있다. 특히, 오프라인으로 연결된 마케팅 기법으로 경품이나 여러 가지 혜택을 제공해 주면서 적극적으로 활용하고 있다.

이메일의 경우, 인터넷에서 활용중인 여러 방법 중에서도 대표적이라 할 수 있는데, 이는 TV, 라디오, 신문, 잡지 등의 광고보다 훨씬 저렴하고 광범위한 효과를 볼 수 있는 장점이 있다. 하지만 최근에는 광고메일의 홍수로 인해 역효과를 가져오는 경우가 많아지고 있어 사용에 신중을 기울여야 하며, 의료법의 변화로 인해 광고의 범위와 정도가 달라지고 있으므로, 이러한 환경적인 변화도 고려해야 한다.

요즈음은 인터넷 홈페이지와 더불어 미니홈피, 블로그, 카페, 클럽, 페이퍼 발행 등과 연계하여 온라인 마케팅을 펼치는 병원들이 늘어나고 있는 추세이다.

2) 감성 마케팅

소비자의 오감(시각, 청각, 후각, 미각, 촉각)을 자극하는 판촉활동을 감성마케팅이라 한다. 감성마케팅은 소비자들의 감성에 어울리고 자극이나 정보를 통해 제품이나 서비스에 대한 호의적인 감정을 일으키고 이용경험을 즐겁게 함으로써 사용자들을 감동시키는 것이 목표가 된다.

최근에 부각되고 있는 감성마케팅으로는 백화점이나 할인점에서 많이 활용하는 음악마케팅, 소리나 시각적인 효과를 통해 순간장면을 극대화하여 구매심리를 자극하는 시즐(sizzle)마케팅, 자동차나 가전제품에서 색상이나 디자인의 다양화를 통해 차별화를 시도하는 컬러디자인 마케팅, 병원이나 향기 나는 옷 등에서 활용하는 향기 마케팅 등이 그것이다. 병원에서 아로마 테라피를 도입하고 잔잔한 배경음악을 틀었을 때 고객의 체감 대기시간이 줄어들고 환자가 마음의 안정을 찾는 것이다.

제일병원, '감성마케팅과 신설…불만 급감'
고객서비스 개선효과 가시화…여성암센터 등 외형성장도

지난해 의료계 처음으로 '감성마케팅과'를 신설, 본격적인 고객서비스에 나서고 있는 제일병원이 최근 들어 고객불만이 눈에 띄게 줄어드는 등 감성서비스 효과를 톡톡히 보는 것으로 나타났다.

제일병원은 최근 열린 '2008 감성마케팅 세미나'에서 감성마케팅 사례발표를 통해 "고객감동을 위해 다양한 노력을 기울인 결과 '고객의 소리' 접수 건 중 칭찬건수가 지난해에 비해 70% 급증한 반면, 불친절 건수는 60%나 감소했다"고 밝혔다. 또한 "병원 전체 고객만족도 조사도 작년 대비 3% 포인트 증가하는 등 고객서비스 개선효과가 확연하게 나타났다"고 설명했다.

무엇보다도 여성암센터 및 본관 리모델링 공사 등 최근 병원의 악조건 환경 속에서 얻은 결과이기에 상당히 고무적이라는 자체평가다.

제일병원은 기존 '고객만족'의 개념을 단순히 '고객의 불편사항을 해결하고 덜어 주기 위한 것'이라는 개념에서 탈피, 고객의 불편사항이 발생치 않도록 고객과의 감성교류를 통해 미리 문제점을 도출하고 해결한다는데 초점을 맞추고 작년부터 집중적인 고객서비스 강화에 나서고 있다.

이에 병원 측은 고객과의 접점의 순간 발생하는 감성을 터치해 감동을 줄 수 있는 서비스 발굴에 집중해 왔다.

지금까지 감성충전 고객초청 와인기차여행 이벤트를 비롯한 우리가족 건강비법 공모, 프로포즈 존 사진찍어 주기 등 다양한 이벤트는 물론, 진료실 아로마 향초 피우기, 아침 원두커피 제공, 계절별 소품비치, 음료서비스 등 아이디어 공모를 통해 접수된 제안들도 함께 실천에 옮기고 있다.

특히 정기적인 '감성마케팅 경진대회' 개최를 통해 각 부서 특색에 맞는 감성서비스 실천사례들을 공유함으로써 직원 모두가 감성서비스의 이해도를 높이고 마인드를 강화해 나가고 있다.

또한 지속적인 CS교육이 이뤄질 수 있도록 서비스디자인 스쿨을 개설하고 감성마일리지 제도 등을 통해 직원들이 자율적으로 교육에 참여토록 해 CS교육의 효과성을 높였다.

이와 관련해 목정은 원장은 "고객들은 아픔을 호소하는 환자들이기에 타 분야의 고객서비스보다도 더욱 고객 입장에서 철저한 마인드로 서비스를 실천해 나가야 한다"며 "제일병원은 여성암센터, 신관건축 등 외형적인 성장은 물론 내부적인 성장도 함께 이뤄나가기 위해 지속적인 서비스 업그레이드에 앞장설 계획"이라고 밝혔다.

(메디게이트뉴스 2008. 6. 17 기사 발췌)

3) VIP마케팅

VIP마케팅이란 의료산업을 제외한 다른 분야에서 상위 20%의 고객이 전체매출의 80%를 차지한다는 파레토의 법칙을 적용한 것으로, 상위 20% 고객을 타겟으로 한 마케팅은 최신의 뉴스가 아니다. 하지만 공공산업인 의료서비스산업 분야에서 만큼은 VIP마케팅에 대한 시선이 곱지 않기도 하다. 그러나 다른 시각으로 보면 부유층의 해외 진료를 막아 국부유출을 막을 수도 있고 무엇보다 중요한 것은 경제 불황기에 VIP마케팅으로 병원매출이 신장된다는 것이다.

VIP마케팅이라고 해서 반드시 호화시설 병동에 부유층만을 대상으로 하는 마케팅은 아니다. 우리병원의 매출을 책임져주는 상위 충성고객을 찾아 감정적인 보상을 해주는 것도 VIP마케팅의 일종이다.

불황일수록 특별대우를 해야 하는 고객

불황이라도 상향의 성장곡선을 그리는 호황의 병원들이 있다. 이런 병원들은 대체 어떤 이유에서 IMF 이후에 최대 경기 불황이라는 이때에 호황을 이루고 있는 것일까.

수원의 모피부과에서는 내원한 환자들에게 내원한 경로 확인을 통해 소개고객을 찾아낸다. 그리고 신규고객을 소개해준 고객에게 감사의 문자메시지를 보낼 뿐만 아니라 소개받은 환자의 치료를 위해 최선을 다하겠다라는 맹세까지 할 정도다.

아울러 소개받은 환자의 치료 상황도 소개해준 환자에게 보고하는 것도 빠뜨리지 않는다.

비록 소개를 받고 병원을 찾았지만 소개한 고객에게도 치료를 잘해줄까라는 의구심을 할 수 밖에 없기 때문이다. 이런 불안한 고객의 심리를 소개 해준 환자에게 e메일이나 문자메시지로 보고함으로 해서 상호신뢰를 주는데 더욱 꼼꼼하게 신경을 쓴다.

뿐만 아니라 이 피부과에서는 고객관리만을 전담하는 담당자가 병원수입의 일부를 고객관리예산으로 책정하여 매월 소개를 많이 해준 환자들에게 감사의 편지와 함께 해당 시즌에 가장 인기 있는 문화체험을 할 수 있는 티켓을 선물한다라는 것이다.

대다수 병원들이 복잡한 CRM에 대한 이해부족과 VIP고객에 대한 기준이나 개념을 불분명하게 가지고 있는 반면 수원의 해당 피부과에서는 고객의 금전지출의 대소로 VIP고객으로 관리하는 것도 아니고 방문의 횟수나 충성도 평가의 번거로움을 없애고 오로지 환자소개가 많은 환자 즉 고객들에게 특별한 대우를 해

주고 있다.

더욱이 환자소개가 많은 고객들의 경우 이미 해당 피부과에서 높은 치료만족도와 신뢰를 가지고 있기 때문에 이런 특별한 대우는 신뢰를 넘어 가족과 같은 관계형성까지 시간이 얼마 걸리지 않기 때문에 고객관계경영 시스템(CRM) 중에서 가장 효율적이라고 판단한 것이다.

물론 이 피부과도 처음부터 이런 고객관리정책을 수립한 것은 아니다. 올 봄부터 환자수가 줄기 시작하여 1인당 평균 지출조차 줄게 되자 병원 수입이 극도로 줄어들게 되었던 것이다. 저비용 고효율 마케팅이 무엇이 있을까 고민하던 차에 소개환자 관리강화를 선택했다.

'이 불경기에 우리 병원을 찾아주는 고객들에게 최선을 다하자' 라는 생각에 그렇다고 무작정 모든 고객들에게 특별한 대우를 하기에는 여건이 힘들고 이미 우리 병원에 좋은 감정과 치료만족을 느낀 환자들에게 더욱 더 최선을 다하는 것이 보다 효과적일 것이라는 판단 때문이었다.

병원마케팅 컨설팅 전문 리얼메디 이창호 대표는 "불경기 일수록 마케팅 원칙인 저비용 고효율에 충실한 마케팅방법을 강구할 수 밖에 없다"며 "현재 내원하는 환자들에게 최선을 다하는 것이 기본이며 특히 소개를 받아서 오는 환자, 소개를 해주는 환자를 집중적으로 관리하는 것"이라고 강조했다.

이에 따르면 긍정적 호감을 가지고 있는 두 환자의 관계에서 신뢰감 증폭을 하는 매개체가 병원이 됨으로 해서 병원의 충성도를 최상으로 끌어 올릴 수 있다라는 것이다. 또한 소개환자 관리중심의 고객관리 마케팅은 과거와 현재, 미래를 동시에 연결하여 신환 중심의 매출상승에 한계에 있을 때 좋은 진가를 발휘한다.

이창호 대표는 대다수 병원들이 고객관리하면 복잡하고 귀찮은 것으로 생각하는데 적어도 소개환자관리는 이 불경기에 최소의 비용으로 최대 효과를 올릴 수 있는 병원마케팅 방법임을 강력추천 했다. 그리고 소개환자 중심의 고객관리 전략을 진행할 경우 고객과의 관계 히스토리 정리를 위해 전담인원을 배치한다면 더욱 큰 효과를 얻을 수 있다고 덧붙였다.

(이상백 기자 2008-11-25 메디컬투데이 발췌)

4) 스타 마케팅

스타마케팅이란 대중에게 널리 인기를 얻고 있는 스타(연예인, 스포츠스타, 유명인 등)들에게 자사의 상품을 제공함으로써 이 상품이 일반 대중에게 널리 알려지게끔 하는 마케팅방식이다. 어떤 면에서는 다른 어떤 홍보를 하는 것보다 훨씬 더 저렴한 비용에 더 우수한 효과 특히 입소문이라는 광고효과를 얻을 수 있는 방법이다. 이전에 기아차는 요미우리 이승엽 선수에게 오피러스를 제공하기도 했고, 또 방송을 보다보면 PPL광고로도 볼 수도 있는 스타마케팅이 널리 퍼져있기도 하다.

그럼에도 불구하고 의료법에 강하게 규제된 광고금지 규정 및 스타들이 자기의 의료정보만은 공개하고 싶어 하지 않는 점 등 여러 가지 이유로 의료산업은 스타마케팅의 예외지역으로 자리 잡고 있었다. 그러나 요즘은 연예인들도 치과나 피부과 치료 사실을 숨기지 않고 적극적인 자세이다. 그렇다고 단순히 연예인사진만을 홈페이지에 게시하는 홍보로는 타 병원과 차별화가 되지 못한다. 유명인을 통해 환자와 병원이 공감하고 소통할 수 있게 하는데 주안점을 두어 마케팅을 진행해야 한다.

5) 공생 마케팅

기업간 전략적 제휴를 통한 공생마케팅은 상호 win-win 마케팅 전략의 한 모델이라고 할 수 있다. 캐쉬백 마케팅이 그 예인데, 통합 마일리지 서비스를 통해 여러 기업이 함께 공동 마케팅을 하는 것이다.

의료산업에서는 출신학교나 학회를 중심으로 네트워크를 형성하거나, 마케팅에서 이미 유리한 고지를 점령한 병원이 위성병원을 모집하는 경우가 그것이다. 이는 규모의 경제를 통한 브랜드 인지도 향상, 공동구매로 인한 개원비용 절감, 공동마케팅으로 환자 유치의 용이함 등의 장점이 있다.

병 · 의원 홍보, '헤어샵 여성 고객'을 잡아라!

올해 4월부터는 의료광고법이 완화되고 여러 가지 광고홍보수단을 통해 병원의 장점들을 알릴 수 있는 기회들이 늘어나게 되면서, 병·의원들의 홍보전쟁이 이전보다 더 치열해 질 전망이다.

그러면 어떻게 병·의원을 잘 알릴 수 있을까. 특히 새롭게 개원하는 병·의원의 경우, 홍보는 병원의 생존과도 직결되는 문제다. 이러한 병·의원 홍보를 위해 '헤어샵을 통한 입소문 마케팅이 효과적'이라는 이색 주장이 나왔다.

메디컬 마케팅 에이전시 리얼메디 이창호 대표는 "헤어샵은 지역 정보가 한곳으로 모이는 곳으로, 병원의 입장에서는 의료소비자간의 긴밀한 정보교류의 장에 입소문의 허브를 구축할 수만 있다면 홍보 수단 중 최고의 전략으로 삼을 만 하다."고 말했다.

이 대표는 "소비자들은 광고홍보만으로 병원을 선택하는 것이 아니라 검증이라는 확신의 단계를 거치게 된다"며 "병원의 훌륭한 광고와 매력적인 홍보내용을 접하게 되더라도 각자가 생각하는 가장 확실한 확인 방법을 통해 병원을 선택한다."고 그 배경을 설명했다. 즉, 주위사람들의 평가와 추천은 그 어느 확인보다

확실한 검증 수단이 된다는 것.

이 대표는 이어 "많은 병원들이 여성을 대상으로 광고홍보마케팅을 하지만 여성들이 무엇인가를 선택할 때 그녀들의 사고방식은 다양하면서도 관계지향적이라는 것을 명심해야 한다"고 강조했다.

여성들은 하나를 결정할 때 나의 의견도 소중하지만 타인과의 관계속에서 확인받고 싶어하며 그냥 긍정적인 것이 아닌 아주 긍정적으로 평가 받아야 선택 받을 수 있다는 게 이 대표의 생각이다. 그렇기 때문에 여성을 대상으로 하는 병·의원들의 광고홍보마케팅은 보다 섬세하면서 다양하고 관계지향적인 전략이 필요하다고.

다음은 이 대표가 제안하는 효과적인 병·의원 마케팅 방법이다.

1. 대상 헤어샵을 선정한다 = 먼저 병원에서 의료소비자를 위해 좋은 의료서비스를 제공할 준비를 마쳤다면 병원이 목표로 하는 대상지역의 헤어샵을 최우선적으로 입소문 허브로 구축해 보라고 권하고 싶다. 물론 진료과목마다 차이가 있겠지만 대체적으로 헤어샵은 좋은 입소문 허브의 장이 된다.
2. 우리병원의 홍보컨셉을 결정한다 = 나름대로 병원의 진료과목 및 특정시술에 대해 컨셉과 포지셔닝을 한 연후 구체적인 병원정보를 구성해보자.
3. 헤어샵에 필요한 것을 줘야 한다 = 세상의 이치는 항상 줘야 받을 수 있다는 것을 명심해야 한다. 그리고 상대방이 물어보기 전까지 계속 줘야 한다. 이 두 가지 원칙을 반드시 지켜야 한다. 왜냐면 헤어샵은 받는 것에 익숙한 곳이기 때문이며 대다수 병원들도 헤어샵을 입소문의 수단으로 생각을 많이 하기 때문이다.
4. 실천할 수 있는 작은 것부터 시작하라 = 예를 들면, 병원로고가 생겨진 1회용 컵을 제공하거나 병원의 정보가 담겨진 인쇄물을 부착한 잡지들을 제공할 수 있는데 이런 것들은 정기적이고 지속적으로 제공해야 상호신뢰가 쌓일 수 있다. 또한, 병원의 광고나 병원홍보기사가 게재된 잡지들을 특별하게 체크하여 헤어샵에게 제공하는 방법도 효과적이다.
5. 미용사를 병원홍보요원으로 활용하라 = 여기까지는 헤어샵을 이용하는 고객들에게 제공하는 홍보수단이라고 할 수 있다. 하지만 다음 단계가 중요한데 고객이 병원정보를 물어봤을 때 맞장구를 칠 수 있는 미용사들이 있어야 한다. 그래서 미용사들이 정기적으로 구독하고 있는 미용전문 잡지에도 동시에 병원광고나 홍보가 필요하다.
6. 헤어샵에 우리병원을 체험한 고객이 있어야 한다 = 입소문의 단점이자 장점이 이런 절대적인 적정의 시간이 필요하지만 병원을 긍정적으로 말해 줄 고객이 많으면 많을수록 헤어샵을 통해 입소문 허브로 구축한 보람을 찾을 수 있을 것이다.

이런 일련의 과정을 선순환시킬 수 있다면 병원의 입소문 장터를 튼튼하게 구축했다고 볼 수 있을 것이다.

(안신길 기자 세계일보 2007-02-28 발췌)

안동병원 '굿모닝 헬스투어' 체험 … 재미교포 김성목씨 건강검진 + 유적지 탐방 "굿"

"건강도 챙기고 여행도 즐기는 '안동병원, 굿모닝 헬스투어' 상품에 놀랐어요. 외국에서도 이런 의료서비스는 찾을 수 없는데, 교포사회에 널리 알릴 생각입니다."

최근 안동병원에서 '굿모닝 헬스투어' 건강검진 프로그램을 이용한 미국 오클라호마 출신의 재미교포 김성목(51)씨는 이틀간 일정의 헬스투어에 흠뻑 빠졌다. 건강에 대한 불안한 마음으로 안동병원을 찾은 김씨는 병원 12층에 마련된 호텔급 게스트룸에서 하룻밤을 보내고 안동의 관광지를 둘러보면서 건강을 체크하는 동안 몸과 마음이 한결 편안해졌다고 한다.

안동병원의 의료관광상품 '굿모닝 헬스투어'가 지난해 본격 운영에 들어간 후 국·내외에서 300여명이 이용하는 등 인기상품으로 자리잡고 있다. 특히 이 상품은 딱딱하고 불안하기 쉬운 의료서비스를 자연, 문화 등 관광상품과 연계해 이용객들이 여행길에서 건강을 체크하는 편안한 마음과 상쾌한 기분으로 만들어 주는 새로운 개념으로 외국인 이용객들도 늘고 있다.

'굿모닝 헬스투어'는 15개 분야의 의료평가에서 모두 '최우수 A'를 받은 전국 8위 규모의 첨단 의료장비로 고품격 건강검진을 받고, 병원에 꾸며진 호텔급 게스트룸에서 편안하고 쾌적한 휴식, 하회마을과 도산서원 등 안동과 영주의 수려하고 풍부한 문화유적지를 둘러보는 즐거움이 함께 어우러진 건강 프로그램이다.

안동병원은 건강검진과 묶은 여행상품 외에도 골프투어, CS실무공개과정, 워크숍 등 다양한 상품을 출시해 놓고 있다.

김씨는 "미국내 한인의사협회(KAMA)로부터 안동병원의 헬스투어 프로그램을 소개받았다"면서 "병원내 숙소에서 쉬다가 검진할 수 있고 안동의 수려한 자연과 문화·관광지를 함께 즐길 수 있어 편안하고 기분 좋은 상태에서 건강을 체크할 수 있었다"고 했다.

(2008-08-06 매일신문발췌)

4. 고객관계관리 (CRM)

1) CRM의 이해

CRM(Customer Relationship Management: 고객관계관리)의 사전적인 의미는 고객과 관련된 자료를 분석하여 고객 특성에 기초한 마케팅 활동을 계획, 지원, 평가하는 관리체계를 의미하며 고객과 장기적으로 긴밀한 관계유지를 통해 기존의 우수고객을 평생 고객화하며 이탈고객을 최소화하는 관계마케팅의 일종이라고 정의할 수 있다. CRM은 기업의 경쟁력을 높이는 고객관리시스템이며 영업, 마케팅, 고객관리 프로세스를 모두 포괄한다.

CRM은 1980년대 이후 세계화 개념과 다국적 기업의 등장으로 인해 생산만 하면 소비가 되던 기업환경에서 고객중심, 고객 지향적 경영방침의로의 변화로부터 시작되었다. 기업의 성공이 단순한 생산을 통한 소비에 있는 것이 아니라 제품과 서비스를 제공받는 고객의 니즈파악에 있다는 것을 인지한 것이다. 따라서 이러한 고객들의 관리를 마케팅 전담 부서만으로 운영하는 데서 벗어나 전사적인 차원에서 대처와 방안이 필요하게 되었다.

최근 들어 정보통신의 발달로 인해 정보기술을 이용한 고객관계관리(CRM)는 방대한 양의 고객정보를 한눈에 관리할 수 있게 되었으며 그러한 관리를 통해 보다 경제적이고 효율적인 경영을 꾀할 수 있게 되었다.

2) 병원 CRM의 중요성

기업의 경우 신규고객 획득에 소요되는 비용은 기존고객 유지의 5~6배에 해당하는 비용과 맞먹는다고 한다. 대표적인 예로, 카드업계는 고객 이탈율을 5%감소 시키니 75%이상 수익이 증대되었다는 통계결과도 있다. 즉, 수익의 80%는 기존고객으로부터 발생한다는 것을 알 수 있다. 특히 의료서비스는 신규고객에 대한 프로모션 자체가 제한적이며, 경쟁의 심화로 기존 고객의 유지가 신규 고객의 유치보다 상대적으로 중요해졌으므로 병원에서의 CRM활용은 더욱 가속화 될 것으로 보인다.

쉽게 병의원을 예를 들자면, ① 의료기관 방문 고객의 진료과, 질병, 방문횟수 및 기타 건강관련 등 고객관리에 필수적인 요소를 중심으로 고객명단수집 ② 관련 정보의 생성 ③ 생성된 정보의 조합 등 고객중심으로 정리, 통합하여 ④ 고객관계구축, 고객충성도 증대, 방문횟수 증대, 새로운 서비스개발 등 고객활동을 개선함으로써, 고객과의 장기적인 관계를 구축하고 병원의 경영성과를 개선하기 위한 새로운 경영방식이라고 이해 할 수 있다.

우리가 만약 모든 고객들을 똑같이 대한다면, 그것은 고객관계관리를 잘못하고 있는 것이다. 고객을 차별적으로 대한다는 전략은 논쟁의 소지가 있다. 그러나 결론은 중요한 고객들은 보통 고객들보다 더 잘 대접받기를 기대하고 있고, 보통의 고객들은 거기에 대해서 대체로 수긍하고 있다는 사실이다.

3) 병원 CRM 구축전략

CRM 프로세스는 체계적이고 종합적인 고객정보의 수집으로부터 시작해야 한다. 병원은 콜센터, 사이버채널(인터넷, B2C 홈페이지) 등 각 채널을 통해 발생하는 고객과의 접촉정보를 고객관점에서 일관되게 수집할 수 있어야 고객에 대한 종합적 정보를 가질 수 있게 된다. 그리고 정보는 원내에 통합적으로 축적되어야 한다. 정보의 분석은 다양한 관점에서 이루어져야 하며, 그러기 위해서는 정보의 축적이 단순히 개별정보의 나열이 아니라 이를 지원 수 있도록 복합적으로 구성되어야 할 것이다.

또한, 고객 정보 시스템 안에 정밀하게 데이터를 합치고 깨끗하게 하는 것이 매우 중요하다. 평균적으로 고객파일의 1%는 매달 주소가 바뀌며 가족사항은 상대적으로 자주 바뀐다. 그러므로 고객 기록들을 정확히 맞추는 방법을 위해 비용관계를 세심하게 고려해볼 필요가 있다.

마지막으로, 앞선 CRM의 목적은 모든 고객들을 똑같이 대접하는 것이 아니라 고객들을 차별화하여 각각의 고객들에게 맞춤식 제안을 하는 것이다. 따라서 정보기술에 기반한 과학적인 제반환경을 갖춤으로써 의료서비스 구매속성, 인구통계적 정보, 이익율 등의 관점에서 고객군을 이해하기 위해 DW(데이터 웨어하우스)를 사용하고 고객군에게 맞게 개별적인 마케팅 전략을 짜는 것이 중요하다.

현재 CRM를 주로 많이 활용하고 있는 곳은 생활습관 병이나 건강검진, 만성질환 환자들을 대상으로 하는 병의원, 지속적인 피부 관리를 받아야 하는 피부과, 비보험이 대부분인 성형외과, 성장과정동안 계속해서 병원을 찾아야 하는 소아과, 건강을 위한 보약 개념의 한방병원, 주치의 개념을 도입한 가정의학과 등으로 나타나고 있다.

이들 병원은 SMS서비스(진료예약, 검사결과 및 검사알림, 예방접종 안내, 퇴원 및 외래수술환자안부), 고객 타겟별 E-mail, DM마케팅, 해피콜 등 차별화된 서비스 정책으로 앞선 CRM을 시행하고 있다. 또한 홈페이지와 연동해 스케쥴 관리, 진료예약, 건강 체크 그래프, 검사결과 조회 등이 가능토록 고객의 평생 건강관리 차원에서 접근하고 있어 한번 출입한 고객이 계속해서 병원과 접촉이 이루어지도록 지속적인 관리를 하고 있다. 또한, 실제로 대부분의 병원들은 막대한 비용을 들여 진료기록을 축적하고 환자 데이터베이스를 관리하고 있지만, 양적인 고객 확대에만 치중할 뿐 체계적인 고객 분석과 활용이 제대로 이루어지지 못해 아까운 고객 정보가 그냥 사장되고 있는 경우도 많다. 정보의 입수, 축적, 분석, 활용에 이르기까지 일련의 체계가 처음부터 효율적, 효과적일 수는 없지만 결과에 대한 지속적인 피드백을 통하여 개선되어지는 과정을 거침으로서 올바른 방향으로 변화해 갈 것이다.

4) 병원 CRM의 실제

그렇다면 실제 병의원에 CRM을 적용하는 과정을 보자.

① 먼저 CEO(원장) 이하 전직원이'고객중심 가치관'으로 무장한다. 이것이 가장 중요하다.

② 고객이 내원하면 고객관리 프로그램에 입력 하여 DB를 쌓는다. (Dater warehouse 구축)

③ 가입된 고객의 데이터를 분석하고 지식화하여 고객의 핵심정보를 찾는다.

④ 고객의 가치를 자동적으로 분석하고 분류한다.

⑤ 이를 바탕으로 운영시스템을 구축하여 일대일 맞춤 마케팅을 한다.

⑥ 마케팅 활동을 바탕으로 고객의 반응을 받아 개선한다.

위와 같은 일련의 CRM 과정이 반복되고 개선되는 동안 점진적으로 고객의 행동을 변화시켜 고객과 병원과의 결속력을 강화시켜 충성고객을 만들게 되는 것이다.

가) 정보수집

① 일반적인 정보 : 성함, 주소, 의료보험카드의 기록

② 추가적인 정보

환자가 진료적/진료외적으로 하는 모든 말을 포함한다.(비언어적인 것도 포함)

환자가 접수를 하면서 하는 말

기타 특이사항 - 시각, 청각장애, 행동장애(목발 등의 이용)

나) 차트 기록

① 몸살이 나서 00병원에 입원했어요.

② 큰애 결혼시키느라 그동안 못 왔어요.

③ 둘째가 대학입학해요. 그래서 치료비가 부담스럽네요.
④ 어머님이 병환중이라서 시간내기가 힘들 것 같아요.
⑤ 000 소개로 왔어요.
⑥ 치료를 잘 한다고 해서.
⑦ 환자한테 친절하게 잘 한다고 해서 왔어요.
⑧ 직장을 다녀서 야간시간에 치료받기를 원한다.
⑨ 3층 올라오느라고 힘들었어요.
⑩ 병원 분위기가 좋네요.

이외에도 많은 정보를 기록할 수 있고 모든 직원이 공유할 수 있다. 정보 수집이라는 것이 거창하고 절차가 복잡하고 많은 노력이 필요한 것 같지만 모든 각 파트에서 조금만 환자에게 관심을 가지면 우리는 보다 쉽게 정보를 얻을 수 있다. '툭'하고 흘리는 환자의 한마디 한마디를 기록해 두면 환자에게 좀 더 가까이 인간적인 관계로 다가갈 수 있다. 듣고 기록하지 않는다면 시간이 지나면 정보는 분실된다.

다) 정보 활용방법

데스크에서 접수 시 여러 가지 환자에 대한 이해를 높이기 위해서 정보 기록을 해놓고도 읽어 보지도 않거나 혹은 읽고도 활용하지 않는다면 기록의 가치가 없어진다. "치료만 하면 끝난다."고 생각하지 않는 것이 가장 중요하다.

예1) "오늘 결혼식이 있어서 아픈 곳만 12시까지 진료해 주세요."라고 기록이 되어있다.

접근방법 - 오늘 친구분 결혼식이시네요. 바쁘시겠어요. 12시까지 치료가 끝날 수 있도록 노력하겠습니다. 친구분 결혼식 축하드립니다.

예2) 구환인 000씨 소개로 내원한 환자가 있다.

접근방법 - 000씨 소개로 오셨군요. 반갑습니다. 그분은 잘 계신지 궁금하네요.

예3) 직업이 학교 선생님이라 기록되어 있다.

접근방법 - 안녕하세요. 요즘이 방학이라 시간이 편하시죠?

충성고객 20%가 병원수익 80% 차지한다.
- 불경기 노하우 … 불황일수록 고객에겐 '특별대우'

새로운 환자 확보에 드는 비용이 기존 고객을 유지하는데 드는 비용의 3~5배 정도 더 소요되는 것은 물론 기존 충성고객 20%가 병원 총수익의 80%를 차지하기 때문이다.

따라서 대다수 병원들이 환자수가 줄어들고 저수가로 인해 경영이 어렵다며 손 놓고 있기 보다는 복잡하고 귀찮다고 여겼던 고객관리에 눈을 돌릴 필요성이 높아졌다. 적어도 충성고객으로부터 소개받은 환자만 잘 관리해도 불경기에 최소의 비용으로 최대의 효과를 올릴 수 있어 손해는 보지 않을 전망이다.

• **충성고객 찾아내고 특별관리해야**

병원마케팅 컨설팅회사인 리얼메디의 이창호 대표는 "불경기 일수록 마케팅 원칙인 저비용 고효율에 충실한 마케팅방법을 강구할 수 밖에 없다"며 "그 중에서도 현재 내원하는 환자들에게 최선을 다하는 것이 기본이며 특히 소개를 받아서 오는 환자, 소개를 해주는 환자를 집중적으로 관리하는 것이 무엇보다 중요하다"고 말했다.

긍정적 호감을 갖고 있는 두 환자의 관계에서 신뢰감을 높이는 매개체가 병원이 됨으로써 병원의 충성도를 최상으로 끌어 올릴 수 있다는 것.

이 대표는 "소개환자 관리중심의 고객관리 마케팅은 과거와 현재, 미래를 동시에 연결해 '신환' 중심의 매출상승에 한계에 있을 때 좋은 진가를 발휘한다"며 "고객관리를 복잡하게 생각하지 말고 고객과의 관계 히스토리 정리를 위해 전담인원을 배치한다면 더 큰 효과를 얻을 수 있을 것"이라고 강력 추천했다.

• **많은 정보보다는 중요한 정보 찾는게 중요**

병원경영 컨설팅회사인 엘리오앤컴퍼니 성만석 이사도 "병원수익의 80%를 채워 줄 20%의 고객을 찾기 위해 고객에 대한 정보관리를 철저히 할 필요가 있다"며 "많은 정보보다는 중요한 정보를 찾고, 시술별 정보로 다차원으로 분석해야 한다"고 말했다.

성 이사는 "병원경영을 위해서는 자금수입과 지출, 발생수입, 시술별 수익, 시술별 환자수, 내원경로별 신환수 등을 매일 확인하는 것이 중요하며, 이를 위해서는 기본적으로 시스템이 먼저 구축돼 있어야 한다"고 제시했다.

특히 "고객정보 중 충성고객의 기준을 만들어서 관리하는 것이 중요한데, 충성고객은 마케팅의 대상으로서 뿐만이 아니라 새로운 정책의 옴부즈맨으로서의 역할도 가능하다"고 강조했다.

아울러 "최근 의료기관에서 고객관계경영 시스템(CRM)을 많이 사용하고 있는데 정작 고객에 대한 정보는 없거나 부족하기 때문에 고객정보를 관리할 수 있는 프로그램을 보완하는 것이 큰 자산이 될 수 있다"고 덧붙였다.

• **수원 A피부과 … 수입 일부 고객관리에 사용**

한 예로 수원의 A피부과는 불황인 상황에서도 상향 성장곡선을 그리고 있다. A피부과는 내원한 환자들에게 내원한 경로 확인을 통해 소개고객을 찾아내고, 신규고객을 소개해준 고객에게 감사의 문자메시지를 보낼 뿐만 아니라 소개받은 환자의 치료를 위해 최선을 다하겠다라는 맹세까지 하고 있다.

또 소개받은 환자를 치료하면서 동시에 소개해준 환자에게 문자메시지 등을 이용해 알려주는 것도 빠뜨리지 않는다. 이뿐만 아니라 A피부과에서는 고객관리만을 전담하는 담당자가 병원수입의 일부를 고객관리예산으로 책정해 매월 소개를 많이 해준 환자들에게 감사의 편지와 함께 해당 시기에 가장 인기 있는 문화체험을 할 수 있는 티켓 등도 선물하고 있다.

대다수 병원들이 복잡한 CRM에 대한 이해부족과 VIP고객에 대한 기준이나 개념을 불분명하게 갖고 있는 반면, A피부과는 고객의 금전지출을 대소로 구분해 VIP고객으로 관리하는 것도 아니고 방문의 횟수나 충성도 평가의 번거로움을 없애고 오로지 환자소개가 많은 환자, 즉 고객들에게 특별한 대우를 해주고 있을 뿐이다.

'이 불경기에 우리 병원을 찾아주는 고객들에게 최선을 다하자' 라는 A피부과 원장의 생각이 있었고, 무작정 모든 고객들에게 특별한 대우를 하기보다는 병원에 좋은 감정과 치료만족을 느낀 환자들에게 더욱 더 최선을 다하는 방법만을 택했을 뿐인데 큰 효과를 본 것이다.

• **귀찮아도 최근 정보부터 차근차근 정리**

이와 관련 성 이사는 "병원에서의 시술정보는 고객정보의 차원을 높인다"며 "단순히 정보만 갖고 있기 보다는 특정시술에 소개고객이 얼마나 되는지를 파악한 후 거기에 맞는 새로운 마케팅 기법을 사용할 수 있다"고 귀띔했다.

또 "그동안 고객에 대한 정보관리를 하지 않았다면 전문가의 도움을 받아 시스템을 갖춘 다음 최근의 정보부터 차근차근 정리할 필요가 있다"며 "불황기에 많은 병의원들이 경영어려움을 극복했으면 한다"고 말했다.

(이정환 기자 2008년 12월 03일 의협신문 발췌)

제 8 장
병원조직의 인적 자원의 유지관리

1. 병원조직의 특성과 바람직한 변화 방향

1) 병원조직의 관리적 특성

미국과 같은 개방병원제도 하에서는 종합병원급의 병원장은 대부분 병원경영 전문가로 구성되며 이들에 의해서 조직관리가 체계적으로 운영되나, 우리나라의 경우 일부 몇몇 병원을 제외하고는 대부분 의사들로 구성되어 있다. 일반적으로 의사가 병원관리 분야에 대해 전문적으로 배울 수 있는 기회는 거의 없다. 따라서 경영전반에 대한 이해와 대외 환경변화에 민감하게 대처할 수 있는 경험이 부족하다.

물론 일부 병원의 경우 개인병원으로 시작하여 종합병원의 규모를 갖춘 병원이나 종교단체, 의료법인에서 경영하는 병원의 경우 병원경영 관리제도에 대한 경험을 쌓아 가면서 병원을 경영하는 병원장들도 있긴 하나, 과거로부터 내려오는 병원 나름대로의 전통으로 인하여 창의적이고 혁신적인 경영에 장애요인이 되기도 한다.

가) 일반적 특성

병원의 운영비중 인건비가 차지하는 비중은 40% 정도로 타 산업에 비해 높은 편이고, 병원처럼 한 조직 내에 많은 직종이 있는 산업도 드물다. 병원은 환자를 포함한 고객을 소비자로 상대하는 서비스산업이고, 병원 조직이 산출해 내는 서비스의 진정한 척도를 표출하기 어렵다.

나) 구조적 특성

병원조직의 특성은 어떤 조직과 달리 매우 복잡 다양하며 개방체계이고, 매트릭스조직에 속하며, 인간을 원 재료로 하고, 목적의 정의가 문제 중심적이고 모호하며, 사용하는 기술은 불확정적이고, 의료인-환자간의 관계가 협동적이며, 전문적 역할의 중요성이 강하고, 효율 · 효과 측정기준의 신빙성과 타당성이 부족한 것이 특징이라고 하겠다.

다) 병원의 계층적 관리구조

병원은 점차 분화되고 특히, 직종의 계층별 분화로 인하여 관리의 계층이 최고경영층, 중간관리층, 하위관리층으로 형성되게 된다.

라) 병원조직의 전략적 특징

전략을 병원경영에 도입하여 정의하면 병원의 기본적인 목적을 가장 유리한 조건하에서 달성하기 위해 병원의 제 기술과 제 자원을 동원하는 과학이며 기술이라고 할 수 있다.

2) 병원 조직변화의 방향

과거의 진단과 치료의 의료 패러다임이 새로운 패러다임으로 변화하고 있다. 인간이 성장과정에서 질환이 발생하면 그 질환에 대하여 진단하고 처방을 통하여 생명을 연장하였으나 점차 의료의 패러다임이 변화하여 인간의 성장단계별로 특정질환을 예측하고 그 질환에 대한 위험요인에 대해 관리를 함으로써 질환이 발생하기 전에 예방할 수 있는 예방 중심으로 변화한다는 것이다.

따라서 향후 병원은 환자와의 지속적인 관계를 통해 환자가 병원에 가야할 시점에 적절한 서비스를 제공하기 위해 질병의 예방과 건강증진뿐만 아니라 환자의 요구를 파악하고 일생을 통해 의학적으로 필요한 시기에 적절히 서비스를 제공해 줌으로써 환자의 충성도를 유지하고 증대 시키는 방향으로 변화를 꾀하여야 한다.(조경배, 2006)

서비스 마케팅 측면에서의 병원 조직 변화의 방향은 다음과 같다.

가) 고객지향성

고객지향성이란 고객의 입장에서 생각하여 고객의 욕구나 가치를 효과적으로 충족시킬 수 있도록 조직을 설계하고 관리하는 것을 말한다.

나) 개인지향성

개인지향성이란 개인 혹은 소집단의 자율성과 창의성을 극대화시킬 수 있도록 조직을 설계하고 관리하는 것이다.

다) 공생지향성

공생지향성이란 기업 활동을 내부화 하거나 지나치게 경쟁함으로써 발생하는 비용을 최소화하고, 기업 간 상호신뢰와 협력을 통하여 쌍방 간에 공생적 이익을 극대화 할 수 있도록 조직을 설계하고 관리하는 것이다.

라) 학습지향성

학습지향성이란 지식의 중요성을 인식하고 지식창출과 지식관리를 체계적으로 실시하여 항상 배우는 조직을 설계하고 운영하는 것을 가리킨다. (최영임, 2007)

〈고객중심경영을 위한 조직변화 방향〉

조직 변화의 방향	내 용
직원 중심 → 소비자 중심	고객이 원하는 서비스의 제공
업무 중심 → 기능 중심	부서 단위에서 전사적 차원의 서비스 제공
개별적 관점 → 통합적 관점	통합정보시스템으로 효율성, 환자만족도 제공
내부 중심 → 외부관리 중심	유연한 조직 구성으로 환경변화에 대한 대응력 향상

3) 병원 조직문화의 구축

오늘날 문화는 조직의 발전과 더불어 불가분의 관계를 갖고 있다. 그래서 문화는 사람, 물자, 자본, 정보에 이은 '제5의 경영자원'으로 일컬어지게 되었다. 이는 문화가 조직의 존립 목적과 비전을 달성하는데 있어서 매우 중요한 전략적 요소로 작용하고 있음을 의미한다.

병원에 있어 문화는 조직의 밑바닥에 내재되어 있는 정신적 기반으로, 구성원의 사고와 행동에 방향과 힘을 주는 역할을 한다.

가) 병원조직에 있어 문화의 필요성

① 병원의 역량 극대화

병원 구성원들에게 공동의 목표와 철학을 갖게 함으로서 분화된 조직의 강한 구심점 역할을 하며, 이를 통해 조직역량을 극대화 시켜주게 된다.

② 병원조직의 환경 대응력 제고

환경변화에 신속히 대응하기 위해서는 의사결정의 가장 중요한 기준이 되는 가치기준과 행동지침 등을 공유 할 수 있는 병원문화가 뒷받침 되어야 한다.

③ 병원의 차별화와 이미지 제고

의료기술이 발달된 사회에서는 치료수준의 균질화로 품질에 의한 차별화가 어렵기 때문에 고객들은 직원의 친절이나 서비스의 차이, 지역사회 공헌도 등에 의해 이미지가 좋은 병원을 선호하는 경향이 높다. 따라서 병원장을 중심으로 올바른 경영이념을 확립하고 독특한 문화요소를 개발함으로써 차별화된 전략을 통해 이미지를 향상시킬 필요가 있다.

④ 조직구성원의 삶의 질 향상

오늘날의 직장은 일터로서의 의미만이 아닌 구성원 개인이 꿈과 희망을 갖고 삶의 가치를 실현하는 '삶터' 즉, '자아실현의 장'으로 인식되고 있다. 따라서 바람직한 병원 문화를 정립함으로써 구성원들이 직장에 대해 긍지와 자부심을 갖고 즐거운 마음으로 자신의 업무에 몰두할 수 있게 함으로써 삶의 질을 향상시켜 주어야 한다.(김정아, 2006)

나) 바람직한 조직문화

병원의 조직문화가 추구하는 목적이 결실을 맺기 위해서는 다음과 같은 사항들에 대한 검토가 요구된다.

병원의 비전과 함께 구성원 개개인에게도 비전이 제시되어야 한다.

능률과 성과가 조화를 이루어야 한다. 구성원 개개인과 병원조직이 합리적인 조화를 이룸으로써 모두가 동일한 위기의식과 공통된 가치관을 공유하고 서로가 신뢰하며 높은 욕구수준과 자신감을 바탕으로 행동하고 업무를 추진해 나갈 때 바람직한 병원문화가 형성된다.

변화하는 환경에 적응해야 하고 시대적 변화와 도전에 적절하게 대응해야 한다.

현재 우리가 갖고 있는 강점과 핵심역량을 정확히 인식하여 우리에게 맞는 병원문화를 창조하고 이를 끊임없이 개선 · 발전시켜 나가야 한다.

바람직한 병원의 조직문화는 조직의 성장 · 발전과 개인의 자아실현이라는 구체적인 모습으로 나타난다. 바로 이것이 오늘날 조직문화를 경영자원의 중요한 요소로 여기는 이유이다.

2. 중간관리자로서의 리더십

1) 고객가치의 측면에서 리더의 역할

80년대의 과업지향 패러다임으로부터 90년대의 고객지향 패러다임으로 전환됨에 따라 공장에서의 품질로부터 시장에서의 품질로 강조점이 확대되고 있다. 이와 더불어 과업지향 패러다임에서는 사전에 정해진 작업표준을 보다 빨리, 보다 저렴하게 달성할 수 있도록 독려하는 관리자형의 지도자가 필요했지만, 고객지향 패러다임에서는 리더형의 지도자가 절대적으로 필요하다.

경영자와 관리자는 효과적인 리더쉽을 가지고 활동함으로써 조직의 목적을 쉽게 달성할 수 있고, 조직구성원들을 만족시키면서 그들이 성과를 올릴 수 있는가를 고려하여 자기의 조직특성에 알맞은 리더쉽의 개발에 노력해야 발전하고 성장하며, 시대적 변화 상황이나 소비자인 환자들의 요구사항을 만족하도록 고려해야 한다.

비전은 리더쉽의 핵심요소이며 조직성공의 핵심 요소이다. 리더의 비전은 개인의 비전과는 달리 조직을 위해서 현재 일하고 있거나 그 조직에 들어오고자 하는 사람들에게 강력한 영향을 미친다.

오늘날과 같이 급격한 환경변화에서 효과적인 리더가 되려면 네 가지의 균형을 맞추는 세심한 행동이 요구된다. ① 리더로부터 격려, 지도를 바라는 관리자와 작업자들과의 관계를 잘 유지할 수 있어야 한다. ② 외부환경을 충분히 활용하며 투자가, 고객, 이사회 등과 같이 조직의 성공에 영향을 미치는 위치에 있는 조직 외부의 사람들과 관계를 잘 설정하여야 한다. ③ 제품과 서비스의 개발, 생산공정, 조직구조, 정보관리 체계를 포함하여 조직의 모든 운영방식을 만들어야 하며 이에 영향을 미칠 수 있어야 한다. ④ 고객의 취향, 기술 또는 세계 경제의 변화처럼 미래의 세계에서 조직에 매우 중요한 시사점을 던져 줄 발전들을 평가하고 대비하듯이, 미래를 예견하는 능력을 가져야 한다. (박종선, 2008)

2) 직원에 대한 동기부여

조직내에서 리더로서 중간관리자의 가장 중요한 역할이 바로 직원에 대한 동기부여이다. 리더에게 동기부여 능력은 필수의 요소라 할 수 있다. 조직은 혼자 일하는 곳이 아니다. 탁월한 통찰력으로 탁월한 전략방향을 수립했다고 하더라도, 그것을 실행할 직원이 없다면 또는 직원들이 그 방향대로 움직이지 않는다면 그 전략은 무용지물에 지나지 않는다. 따라서 사람들을 전략방향과 일에 몰입하고 실행하게 만드는 것이 리더에게 가장 중요한 능력이라 할 수 있다.

흔히 능력 있는 사람은 무조건 성과를 창출한다고 인식하는 경우가 있지만 능력 있는 사람이 무조건 성과를 창출한다고 보기는 어렵다. 예를 들어, 매우 유능한 목수가 있는데, 그가 새로운 집을 지을 동기가 전혀 부여되어 있지 않다면(동기가"0") 성과는 제로("0")가 될 것이다. (성과 = 동기 × 능력)

성공하는 리더는 구성원들의 능력을 향상시키는 데에만 집중하지 않고, 구성원들의 동기를 어떻게 늘릴 것인가 고민하고 실천하는 리더다. 이러한 리더가 있는 조직에서는 구성원들에게 동기부여하기 위해 다양한 경력개발을 가능하게 하고 여러 가지 방안을 계획한다.

병원 조직에서는 병원코디네이터가 이 역할을 잘 수행해 주어야 한다. 병원코디네이터가 병원조직의 중간 관리자인 리더로서 수행할 역할은 다음과 같다.

① 조직내 갈등 관리 : 갈등에 대한 지원체계 마련
② 후배 인력 양성 : 다양한 직무경험을 통한 개인의 발전 지원
③ 구성원과의 신뢰감 형성 : 중요한 의사결정에 구성원의 참여 기회 제공
④ 비전제시 및 가치 공유 : 구성원의 경력개발에 대한 지원
⑤ 직원 교육 : 새로운 패러다임에 대한 교육

리더의 중요한 역할은 교육과 동기부여를 포함하는데, 고객지향 패러다임에서 고객가치가 개별고객들의 주관적 판단에 의해 평가된다는 점을 감안할 때 리더의 입장에서 중요한 과제는 바로 종사자에게 새로운 패러다임에 대한 교육 및 훈련을 실시하고 그들이 기꺼이 고객가치 확대에 기여하도록 동기부여 하는 것이다. 따라서 21세기의 지도자는 효율을 강조하는 관리자형으로부터 병원문화와 심정적 공감을 강조하는 리더형으로 바뀌어야 하며, 더욱이 교육을 강조하여 teacher형의 지도자를 강조하기도 한다.

병원도 지식경영 시대… 고학력 직종 '밀집'
- 건국대병원 지식경영지원팀 병원계 첫 발

"병원이라는 조직에는 고도화된 전문 인력이 밀집돼 있어 사실상 '각자 알아서 잘 하겠지'라는 막연한 관념이 지배적이다. 하지만 제대로 관리하지 않으면 병원의 생산성도, 효율성도 비약적인 발전을 꾀하기 어렵다."

건국대병원(원장 이홍기)이 최근 지식경영지원팀을 신설, 국내 병원계에서 첫 출발을 알리며 ▲지식경영 파트 ▲CS 파트 ▲고객지원 파트를 구성해 향후 행보에 이목이 쏠린다.

건국대병원 지식경영지원팀 홍종태 팀장은 데일리메디와의 인터뷰에서 "이미 상당 수 기업에서는 '지식경영'이 화두가 됐다"면서 "그러나 병원에서는 그야말로 고학력 직종이 밀집돼 있는 곳임에도 불구하고 지속적인 지식 관리가 이뤄지지 않고 있다"고 주장했다.

지식경영이란 조직 구성원 개개인의 지식이나 노하우를 체계적으로 발굴하고, 보편적인 지식으로 공유함으로써 조직 전체의 문제해결 능력을 비약적으로 향상시키는 경영 방식.

홍종태 팀장은 "1600여명으로 구성돼 있는 건국대병원이라는 조직 내에서 지식의 활발한 창출과 공유를 제도화시키는 것을 목표로 하고 있다"면서 "지식 집약 조직으로 대변되는 병원에서 업무 처리 효율성을 높이는데 주안점을 두겠다"고 피력했다.

세부적으로는 교육 전문가를 투입, 전담 인력을 보강한다는 방침.

홍종태 팀장은 "개원 3년차에 접어드는 현 시점이 건국대병원에 있어서는 기로"라면서 "그저 그런 평범한 대학병원으로 남느냐, 국내 유수 대학병원을 도약하느냐를 판가름 짓는데는 올해가 가장 중요한 해가 될 것"이라고 내다봤다.

이를 위한 원동력은 곧, 내부 직원들의 요구(needs)를 반영한 체계적인 교육 프로그램을 마련하고 지원함으로써 그들의 만족도를 높이는데 있다고 판단하고 있다.

같은 맥락에서 지식경영지원팀의 모토는 '직원이 행복해야 고객이 행복하다'라는 방향으로 귀결된다. 내부 만족도 향상을 위한 동기 부여에 총력을 기울이겠다는 게 큰 목표다.

지식경영지원팀은 이러한 작업의 일환으로 올 하반기, '병원 MBA 과정'을 개설할 예정. 그는 "병원 경영 지원 담당자 뿐만 아니라 병원 내 보직자이자 의료진에게도 대상을 확대해 시너지 효과를 노리겠다"면서 "본격적인 교육 커리큘럼 준비에도 박차를 가하겠다"고 청사진을 제시했다.

이와 함께 의료기관평가에 대한 철저한 준비에도 고삐를 늦추지 않겠다는 것.

홍종태 팀장은 "개원 이래 충주 병원과 유기적인 관계를 설정하지 못해 다소

안타까웠지만 지식경영지원팀 신설을 계기고 충주 병원과도 적극 협력을 도모할 것"이라면서 "각각의 목표 달성을 이뤄낸다면 '건국대병원, 2015 TOP5 진입'도 실현 가능하다"고 말했다.

그는 아울러 "출중한 실력을 갖춘 의료진과 이를 지원해 줄 수 있는 행정직 간의 조화를 이뤄냄으로써 지식경영을 경쟁력으로 만들겠다"면서 "변화에 대해 유연하다는 점을 강점으로 내세워 성공적인 궤도에 올려놓을 것"이라고 포부를 밝혔다.

(정숙경기자 2008. 3. 18 데일리메디 발췌)

3. 인적 자원의 유지관리

1) 서비스 인적자원 관리의 필요성

고객만족이란 일반적으로 조직의 외부에 존재하면서 병원이 제공하는 것(고객가치)을 제공받고 대가를 지불하는 외부고객의 만족을 의미한다. 그러나 내부의 고객이란 외부고객에게 제공한 고객가치를 개발하고 제공하는데 협력하는 조직내부의 구성원들을 지칭하는데, '서비스 챔피온'으로 불리우는 세계적으로 고객만족에 성공하는 기업들은 예외 없이 내부서비스를 잘 실천하여 내부고객 만족도가 높은 공통점을 보이고 있다.

즉 이제까지 서비스란 (외부)고객에 대한 것만으로 파악되어 왔다. 그러나 조직 외부에 양질의 서비스를 제공하려면 먼저 조직 내부에 양질의 서비스를 제공할 수 있는 체제를 구축해야 한다. 다시 말해 소위 '내부고객'을 중시하지 않는 한, 진정한 '고객지향적 조직'은 존재할 수 없다. 내부고객만족을 지칭하는 ES는 Employee Satisfaction를 의미한다.

2) 채 용

좋은 서비스를 제공하기 위해서는 무엇보다도 양질의 인적자원을 확보하여야 한다. 양질의 인적자원 확보를 위해서는 '대충 뽑아서 교육을 시키면 되겠지'라는 생각부터 버려야 한다. 어떠한 교육도 사람을 바꿀 수는 없기 때문에 뽑을 때 잘 뽑는 것이 관건이다. 반숙련 상태의 저렴하면서도 다른 사람으로 쉽게 대체할 수 있는 직원에 의존하던

'서비스의 대량 산업화'는 이제 불가능하다. 서비스 인적자원 채용시 고려되어야 할 요소로는 다음과 같은 것들이 있다.

가) 대인관계

일반 제조업의 경우 직무 중심의 채용을 일반적으로 이용하는데, 이는 특정 직무와 그 직무 수행을 위해 필요한 전문적인 기술이나 기능을 정해 놓고 그 직무에 적합한 사람을 채용하는 것을 말한다. 그러나, 서비스 기업의 경우 고객과의 직접적인 접촉 혹은 상호작용이 중요하기 때문에 개인의 기술적 능력이나 전문성과 함께 대인관계 개발 유지 능력이 고려되어야 한다.

나) 고객지향적 태도와 같은 자질

일부 사람들의 경우 서비스에 종사하는 것이 자신의 품위를 떨어뜨리고 또 굴욕적인 것으로 생각하는데, 이런 사람들은 면접시 희망하는 부서로 주로 고객과의 접촉이 없는 곳을 선호하기 마련이다. 또 기술이나 테크닉과 같은 하드한 자질보다는 태도, 신념 그리고 가치관과 같은 소프트한 자질의 소유 여부가 확인되어야 하는데, 이는 금전등록기를 다루는 방법은 가르칠 수 있지만 친절함은 가르칠 수 없기 때문이다.

다) 채용전권의 위임

직접적인 채용 심사에 있어서 인사 담당자와 같은 스탭의 관여를 가능한 한 배제시키는 것이 좋다. 실제로 어떤 특정 서비스 기업의 경우 채용 과정 일체를 인사부서가 아닌 현장 부서에 일임함으로써 전문 기술 분야의 이직률을 1년 반만에 30%에서 0%로 줄일 수 있었다고 한다.

라) 장시간의 진지한 면접

장시간에 걸친 진지한 면접은 회사가 지원자들에게 많은 관심을 가지고 있으며, 또 지원자를 소중히 여기고 있다는 사실을 지원자들에게 각인시켜 줄 수 있다. 말단 직원 몇 명이 나와 이력서를 대충 보고 몇 마디 질문으로 면접을 종료시킬 경우 지원자들은 채용 여부를 떠나 회사의 무성의한 자세에 분노하게 될 것이다.

(이상환, 2006)

3) 내부마케팅

가) 내부 인적자원의 파악

의료기관에서 내부마케팅 영역을 선정하기 위해서는 구성원들을 대상으로 조사를 실시하고 의견을 수렴하여 구성원들이 원하는 것이 무엇인지 정확히 파악하고 그들의 요구사항을 충족시킬 수 있도록 하여야 한다. 이를 위해 다음과 같은 질문을 던져 보아야 할 것이다. 지금 하고 있는 업무는 자신의 성장에 도움이 되는가? 자신의 업무가 외부고객이나 다른 부서 직원들에게 도움이 되는가? 등의 업무에 대한 만족도, 복리후생은 충실한가? 소득 수준은 합당한가? 의사결정시 자율성이나 선택 권한이 부여되는가? 등의 근로조건에 대한 만족도, 인사평가는 공정한가? 실패를 두려워하지 않고 재도전하게 해 주는가? 개인의 성장을 지원하는가? 등의 조직인사에 대한 만족도, 그리고 의료기관에 근무하는데 자부심을 가지고 있는가? 등의 의료기관에 대한 구성원의 만족도가 그것이다.

내부마케팅 대상은 크게 의료직과 행정직으로 구분할 수 있다. 의료직의 중요성은 앞에서 언급한 바 있으므로 굳이 재 언급하지는 않기로 한다. 행정직은 직접 진료업무를 수행하지 않는다는 측면에서 소홀하기 쉽다. 그러나 행정직은 의료서비스에서 진료 외적인 서비스를 담당하며 진료 업무의 각 단계에서 이들의 활동도 외부고객과 직접 연결된다는 점에서 중요하게 고려되어야 한다. (최영임, 2007)

나) 인적자원 개발

인적자원 개발을 위한 핵심요인은 학습계획, 직원교육, 직원훈련, 직원개발, 조직개발이므로 이를 계획을 수립하여 교육하고, 조직목표나 목적을 달성하기 위한 조직 활동을 향상시키는 것이다. 조직의 최고책임자는 이러한 인적자원개발에 필요한 계획을 전략적으로 세우고, 그 지속적인 실행을 위한 직장풍토를 만들도록 환경을 조성해야 할 책임이 있다.

〈내부마케팅의 개념〉

성공요인

- 직원들의 태도관리
- 의사소통 관리

내부마케팅의 목표

- 주목표 : 의료기관에 최적의 서비스문화를 장착시키는 것
- 세부목표 : 직원의 만족 극대화

내부마케팅 전략

1. 대상 : 의료직, 행정직
2. 영역 : ◦ 관리방법
   ◦ 인적자원정책
   ◦ 내부훈련정책
   ◦ 계획수립절차
3. 방법 : ◦ 선발전략
   ◦ 교육전략
   ◦ 동기부여전략
   ◦ 지식경영전략

(최영임, 2007)

다) 보 상

서비스 기업에서 한 종업원이 손님에 대한 응대가 나쁘다고 질책을 받았을 경우, 그 사람은 향후 이러한 잘못이 재발되지 않도록 주의를 해야겠다는 생각도 가지지만 이러한 생각과 동시에 까다로운 손님은 피하는게 상책이라는 사실도 학습하게 된다. 즉, 나쁜 서비스에 대한 질책이 손님 그 자체와 연결되어 고객은 곧 골치덩어리로 인식되어 버리는 것이다.

그러나, 칭찬은 종업원으로 하여금 계속적으로 좋은 서비스를 제공하게 만드는 역할을 수행한다. 잘못을 책망하고 벌을 주는 것이 마이너스의 강화라면 칭찬과 보상은 플러스의 강화이다. 마이너스의 강화보다 플러스의 강화가 훨씬 더 인간을 동기부여한다는 사실은 여러 실험에 의해 입증되었는데, 한 교사의 연구에 따르면 교사가 기대할 만하다고 인정한 학생은 그 사실만으로도 IQ가 평균 25나 올라갔다고 보고하고 있다.

다음은 종업원을 인정, 표창 그리고 보상할 때 고려해야 할 사항이다.

- 객관적인 포상 기준
- 진심에서 우러난 인정

- 적절한 정도의 금전적인 보상
- 작은 서비스 성공에 대한 칭찬과 보상
- 금전적인 보상과 함께 상징적인 보상
(뱃지, 넥타이 핀, 프로야구 초대권, 부부동반 여행권, 연극 초대권 등)

조직만족도 체크리스트

1. 주인의식

1) 나는 성과향상을 위해 노력한다.
2) 병원수익이 나에게도 배분된다.
3) 병원은 경영정보를 직원과 공유한다.

2. 조직 충성심

1) 나는 지금 병원을 자랑스럽게 생각한다.
2) 우리 병원 진료과를 적극 추천하겠다.
3) 다른 사람에게 지금 병원을 직장으로 적극 추천하겠다.

3. 근무만족도

1) 병원내 의사소통이 공개적이다.
2) 사람들은 서로 신뢰하고 존중해 준다.
3) 경영진이 좋은 모범을 보여준다.
4) 나의 상사는 솔선수범 한다.
5) 나는 병원의 목표를 이해하고 있다.
6) 나의 업무와 병원 전체 업무의 연관성을 이해하고 있다.
7) 병원에서 제공하는 교육개발의 기회에 만족한다.
8) 급여수준이 내 역할에 비해 적정하다.
9) 병원은 나의 개인생활과 병원생활의 균형을 맞춰준다.

– 채점 방법 –

* 문항별로 동의하면 3점
* 중립은 2점
* 동의하지 않으면 1점

* 40점 이상이면 조직만족도가 매우 높은 수준
* 30~39점은 높은 수준
* 20~29점은 보통
* 19점 이하는 매우 낮은 수준

CMC, 인사평가에 고객만족도 반영

가톨릭중앙의료원이 고객만족경영을 이루기 위한 목적으로 향후 인사평가에 고객만족도 조사를 반영한다.

이를 위해 최근 인사팀은 의료원과 성의교정, 성모병원, 강남성모병원, 의정부성모병원 등 5개 기관을 대상으로 전문 리서치기관인 (주)코리아리서치에 의뢰해 외부고객만족도를 조사했다.

이번 조사는 최근 각 병원에서 의료서비스를 받은 환자 및 보호자, 성의교정 학생, 후원자 2637명을 무작위 추출해 개별면접조사 및 전화조사로 진행됐으며 고객응대, 업무처리, 병원시설 및 환경, 종합적인 만족도 등이 중점적으로 평가됐다.

의료원 관계자는 "서울성모병원의 개원에 앞서 조직 경쟁력을 강화하기 위해 새로운 인사평가제도를 시행하고 있다"며 "외부고객 만족도 수준을 다각도로 측정해 보다 수준높은 서비스를 제공하려는 취지"라고 설명했다.

한편 의료원은 고객만족도 결과를 업무처리, 교직원 응대태도, 병원 시설, 청결성, 접근용이성 등으로 분석해 인사평가제도에 반영, 지속적으로 개선해 나간다는 방침이다.

(이인복 기자 2008. 10. 6 메디게이트뉴스 발췌)

4. 서비스 교육 훈련

1) 서비스교육의 중요성

가) 서비스 교육훈련의 개념

21세기가 세계화, 정보화가 되어감에 따라 기계나 컴퓨터가 대신 사람의 역할을 하는 기회가 많아지고는 있지만, 이런 기계가 하지 못하는 일 중의 하나가 인적서비스이다. 서비스산업에 있어 서비스제공자는 서비스 실행과 분리 될 수 없고, 노동집약적인 의료산업에 있어 직원의 질은 서비스품질에 결정적인 영향을 미친다.

기업 내 교육훈련은 경영관리 활동의 하나로서 기업목적 달성을 위하여 고용한 직원의 업무수행능력을 향상, 발전시키고자하는데 직접적인 목적이 있다. 기업 내 교육훈련의 정의를 내리면 '직원으로 하여금 직무 기술, 기능 및 태도 등을 향상시켜 목표를 달성하고자 하는 계획적이고 조직적인 경영관리 활동이다'라고 할 수 있다.

서비스의 질은 종사원의 자질 이상 높아지지 않으므로 병원은 끊임없는 교육훈련을 실시하여 그들의 직업관, 서비스기술, 의료기술, 커뮤니케이션 능력, 가치역량 등의 향상에 주력해야 한다. 직원 교육훈련시 고려 요소는 다음과 같다.

① 일반적인 직무기술이 아닌 서비스를 차별화시키는 기능에 훈련의 초점을 맞출 것

고객은 카운터에 근무하는 종사자의 현란한 금전등록기 취급 솜씨에 감동하는 것이 아니라 안내원, 티켓 발행 담당자, 그리고 주차 담당자의 미소와 친절함에 감동한다. 어떤 형태로든지 고객과 긴밀하게 접촉하는 직원이라면 다음과 같은 사항에 대해 교육받아야 한다.

- 회사가 팔고 있는 서비스에 대한 전반적이고 구체적인 내용
- 회사가 확보하고 있는 고객의 유형
- 고객이 회사가 제공한 서비스를 사용하는 방법
- 적절한 처신 : 진심어린 행동, 가격 등의 문제에 초점이 맞추어지는 것을 피하면서 고객과의 대화를 품위있게 이끄는 방법

② 신입사원 시절의 교육이 중요함

월트 디즈니사는 신입사원 훈련에 열심인 회사로 잘 알려진 기업인데, 조직에 첫발을 디딘 신입사원에게 이틀간의 오리엔테이션 프로그램을 실시하면서 디즈니에 얽인 일화, 월트 디즈니의 비전 그리고 심지어는 '일곱 난장이'의 이름까지 교육한다.

③ 계속적으로 재교육 시킬 것

시티코프사의 조사에 따르면, 우수한 회사의 거의 모든 종업원들은 적어도 1년에 1주일 정도는 꼬박 '학교'에 간다고 하며, IBM 근로자는 매년 적어도 40시간씩 교육을 받아야 하며, 승진한 직원은 즉각적으로 승진에 따른 재교육을 받는다고 한다.

이러한 재교육은 또한 중간 혹은 상위 관리자층에게도 똑같이 중요

하다. 촉진자와 코치라는 경영자의 역할을 강화시키기 위한 '경영 훈련'의 내용으로는 다음과 같은 것들이 있다.

- 직무와 관련된 태도에 대하여 선발된 사람들과의 인터뷰
- 성공적인 화합을 위한 그룹 다이내믹스의 습득
- 교육과 상담
- 보상과 표창
- 실행 계획과 규범
- 협상 기술
- 갈등 관리
- 스트레스 관리
- 시간 관리

④ 충분한 자금과 시간을 투자할 것

직원의 능동적인 참여를 촉진시키려면 근무시간중 시간을 할당하여 교육을 실시하여야 하며, 이렇게 해야만이 회사의 인적 자원 개발에 대한 진지한 열의를 종업원에게 인식시킬 수 있다.

⑤ 위기 상황일수록 교육이 강조되어야 함

⑥ 훈련과 교육은 라인 종사자에 의해 추진되어야 함

나) 의료서비스교육의 중요성

의료서비스의 특징이 그 목적성이 다양하고 고객과의 접점활동이 중요하기 때문에 직원서비스 교육훈련은 매우 중요한 의미를 가진다. 따라서 그의 구체적인 활동은 다른 진료와 경영활동을 충분히 고려해 그들과의 관련 하에서 실시되어야 한다. 즉, 교육훈련은 유력한 경영기능의 하나로서 인정하고 계획적, 지속적으로 개발하는 데에 기업내 교육훈련의 현대적 의미가 있는 것이다. 병원에서의 서비스교육훈련은 ① 직원의 능력을 개발하고 동기부여 하여 직무수행에 있어 긍정적인 행동, 태도, 의지로 변화 되는 것을 말한다.

내부고객만족 측면에서는 교육훈련을 통해 ② 직원들은 개인의 성장을 기대할 수 있고 훌륭한 서비스를 배우고 실행하고 싶은 마음이 생겨 자아성취를 이룰 수 있다.

동시에 교육을 통해 직원들은 ③ 개인의 목표성취와 병의원의 목표 사이의 연관성을 이해하게 될 것이다.

또 병원의 조직은 세분화, 전문화된 인력이 모인 집단이니 만큼 팀웍의 향상이 어려운 것이 현실이다. 전직원의 단체교육이나 워크숍은 ④ 평소 단절된 부서간 의사소통의 장을 마련한다는 점이 또 다른 부가적인 장점이 되겠다.

기존고객 유지비용의 5배에 이르는 신규고객 유치비용을 절감하고 고객의 가치를 생애가치로 전환하여 장기적인 환자관리를 통한 병원브랜드의 연속성이 기대되고, 이에 기인한 병의원과 내부고객의 가치를 고객과 공유하는 진정한 파트너십이 가능한 병의원으로 거듭나게 될 것이다.(최영임, 2007)

다) 서비스교육의 종류

병원에서 실시되는 서비스교육은 병원의 경영전략과 연계된 교육이어야 한다. 또한 병원조직의 특성으로 인하여 필요한 교육의 형태는 다양한 직종간의 갈등을 해결하기 위한 조직내 커뮤니케이션 교육, 고객을 이해하기 위한 서비스마인드 교육, 내부고객만족을 위한 스트레스관리 교육 등이 있다. 교육훈련은 교육훈련 대상, 장소, 내용, 방법 등에 따라서 다양하게 분류된다.

〈교육훈련의 종류〉

<table>
<tr><th>분류기준</th><th colspan="3">교 육 종 류</th></tr>
<tr><td rowspan="2">교육대상</td><td>신분별</td><td colspan="2">임시직 교육, 직원 교육</td></tr>
<tr><td>계급별</td><td colspan="2">평사원 교육, 중간관리자 교육, 경영자 교육</td></tr>
<tr><td rowspan="2">교육실시 장 소</td><td>사내교육</td><td colspan="2">직장 교육(On the Job Training)
직장 외 교육(Off the Job Training)</td></tr>
<tr><td>사외교육</td><td colspan="2">대학, 교육기관, 연수원</td></tr>
<tr><td rowspan="3">교육내용</td><td>신 입</td><td colspan="2">임직교육, 기초교육</td></tr>
<tr><td rowspan="2">직 원</td><td>직무교육</td><td>직업학교 교육, 실습교육</td></tr>
<tr><td>교양교육</td><td>일반교양강좌, 기초훈련, 외국어교육</td></tr>
<tr><td rowspan="7">교육종류</td><td>강의식</td><td colspan="2">직접강의, TV강의</td></tr>
<tr><td>통신식</td><td colspan="2">우편, 전자메일, 인터넷 동영상</td></tr>
<tr><td>회의식</td><td colspan="2">자유토의, 배석토의, 담화, 분반토의</td></tr>
<tr><td>시청각</td><td colspan="2">영화, 차트, 컴퓨터, TV강의</td></tr>
<tr><td>참여식</td><td colspan="2">역할연기, 감수성 훈련, 비즈니스 게임</td></tr>
<tr><td>자기개발</td><td colspan="2">사외위탁, 언어교육</td></tr>
<tr><td>워크숍</td><td colspan="2">사외집체, 전직원, 중간관리자, 토의, 사례연구, 스트레스 관리</td></tr>
</table>

라) 의료기관 서비스교육 기획절차

순 서	의 미
요구도 조사	강의의 필요성과 문제점을 파악하기 위하여 모니터링 결과, 병원내부고객들의 자체 평가, 환자와의 직접·간접 대화에서 나온 평가 등을 조사하고 분석하여 교육 목적을 달성할 수 있도록 한다.
교육 목적과 목표의 설정	의료서비스 교육의 소재는 인사예절, 전화예절, 대화예절, 용모복장, 시선처리, 안내 등으로만 한정할 수 있으나, 어떤 내용을 어떻게 말할 것인가의 강의의 주제를 먼저 결정하고, 자료를 수집하여 평소의 강의 주제와 관계없는 것처럼 생각했던 주제도 상황에 따라 고려한다.
서비스 교육 내용 선정	유명한 교수법 강연자 Bob Pike에 따르면 90분 동안 강의할 때, 교육생들은 평균 20분 정도만 제대로 집중한다고 한다. 따라서 병원 내부고객의 집중을 유지하려면 적절한 시간배분과 교육내용이 필요하다.
서비스 교육 방법 결정	병원코디네이터는 서비스 교육시 상황에 따라서 적절한 강의 방법을 선택 활용할 수 있어야 한다.
교안 작성	강사가 강의를 하기 위하여 '무엇을' '어떻게' 가르칠 것인가? 라는 진행계획을 써 놓은 것이 교안작성이다.
교육 실시	성공적인 커뮤니케이션에서 말은 7%, 음성 38%, 시각 55%의 영향을 미친다고 하였다. 따라서 병원 내부고객들에게 미칠 수 있는 효과의 93%가 음성과 시각을 통해 전달된다는 것을 보여 준다.
평 가	병원에서 내부고객을 대상으로 다양한 서비스 강의 내용을 하고 난 후에는 평가시트를 이용하여 강사 본인은 물론 교육에 참가한 내부고객들을 대상으로 평가를 한다.
피드백	교육생들의 행동, 태도 등에 대한 잘한 것은 강화하고, 잘못된 것은 고쳐나가도록 도움을 주는 피드백 과정을 수행한다.

서비스교육은 즉각적인 효과가 나타나는 것이 아니라 시간과 투자가 요구되는 분야이며, 지속적인 축적과정을 통하여 효과가 나타날 수밖에 없는 분야이기도하다. 따라서 서비스교육은 개개인의 업무 수행능력 향상과 경쟁력 강화에 깊은 영향을 미치게 되는 분야로써 그 중요성이 점차 증대되고 있다.

제 9 장
병원 사무관리와 문서작성

1. 병원 사무관리의 이해

1) 병원 사무관리의 개념(약칭 : 원무 관리)

병원 사무관리는 통상적으로 원무관리라는 용어로 대체 사용하고 있다. 병원사무란 진료비를 비롯한 병원경영활동에 관한 의사결정에 필요한 여러 정보를 수집·작성·전달·처리·분석하는 정보처리과정을 말하며, 관리란 특정조직의 목적을 달성하기 위해 조직구성원들이 수행하는 담당업무가 합리적으로 수행될 수 있게 하는 인간 활동을 말한다. 즉, 원무관리란 병원업무 중 환자의 진료와 관련된 행정 사무 처리 전 과정의 업무를 의미한다.

2) 원무 관리의 범위

원무관리는 전방업무인 창구업무, 창구 지원업무에는 초진, 재진접수, 수납 및 예약, 수급자격관리, 환불, 안내 및 불편상담, 제증명 발급, 응급실 업무, 입원수속, 퇴원수속등 이 있고 후방업무인 행정관리업무에는 재원환자관리 및 소송, 외래·입원 수입관리, 계약기간관리, 통계 및 서무, 원무기획 등이 있다.

원무관리업무는 외래진료실, 응급실, 입원실, 각종 검사실 등 환자가 직접 진료를 받는 현장과 원무부서를 연결하는 진료지시를 확인하고 소정의 진료비를 수납하는 행위가 기본적인 흐름이다.

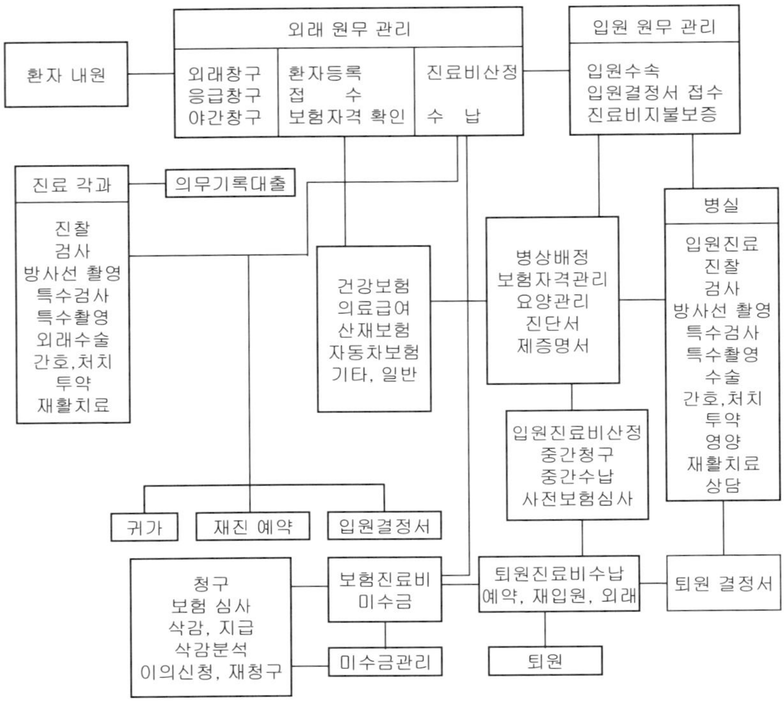

〈원무 업무 Flow〉

3) 원무 관리의 중요성

가) 병원경영 환경변화

의료 수요 변화(노인인구의 증가)는 진료과목의 다양화 등 의료의 사업구조에 많은 영향을 미치고 있고, 병원업무의 전문화로 인해 진료지원 부서에서 병원사무가 분리되는 조직체계의 정비가 필요하다.

나) 원무 관리의 전문성

사회보장제도의 적용확대로 인하여 관련법령의 제정 및 공포에 따라 환자의 증가와 진료비 업무처리가 복잡해졌을 뿐만 아니라 업무량이 매우 증가하여 의료에 관한 사무의 확대 필요성과 별도 전문 관리체계의 필요성이 대두되었다.

다) 원무 관리자의 자질

원무관리자는 일반적인 사무기능 및 전산기능, 의료보장제도에 대한 지식 및 업무처리능력을 갖춤과 동시에 무엇보다 환자의 심리적 불안감과 긴장감을 이해하고 친절하고도 편안하게 대응할 수 있어야 하며 환자의 시간가치를 존중하고 환자중심 서비스를 위한 전문성을 가져야 한다.

2. 병원 문서관리

1) 문서관리의 필요성

어느 업종이든 사무활동의 주가 되는 것이 문서이며, 직장생활에서 자신의 생각을 정리하고 표현하는 수단이 업무문서이다. 따라서 신속한 사무의사소통의 기능과 의사보존 기능의 수행을 위해서 각종 공문서의 효과적인 작성과 처리절차, 관리방법에 대해 알고 있어야 한다.

문서관리를 함으로써 얻을 수 있는 효율성은 다음과 같다.

- 과거의 경험과 노하우를 제대로 관리, 보관, 보존하여 경제적 이득과 업무발전 도모
- 시간과 노력의 낭비 방지
- 불필요한 문서들로 인한 사무실 공간 효율성 저해 방지
- 구성원의 이동이나 부재시 업무 공백 방지

2) 문서의 종류

문서의 종류로는 정보를 간단히 전달하는 메모, 일의 결과를 전달하는 보고문서, 생각을 설득력 있게 전달하는 기획서가 있는데 그 중 가장 어려워하는 기획서 작성법에 대해 알아보자.

가) 기획서의 중요성

기획은 지적 에너지다. 지식경영(Knowledge management)이 중시되는 오늘날, 기획력이 있는 사람이 대접 받는 것은 틀림없는 사실이다.

문서를 만들 때에는 목적이 있게 마련인데 기획서의 목적은 바로 '기획을 실현'하기 위한 것이다. 다시 말해 기획서는 결정권을 가진 사

람들을 설득하여 내 편에 서게 함으로써 기획을 채택하게끔 만들려는 것이다.

따라서 읽는 사람의 관심을 불러일으키고 그를 움직일 만한 힘을 가지고 있어야 한다. 사람들이 읽지 않는 기획서는 제 사명을 완수할 기회조차 갖지 못한 것이고 읽어도 관심을 갖지 않고 내버린다면 여태까지 들인 노력이 헛수고로 돌아가기 때문이다.

설득력 있는 기획서를 만들기 위해서는 무엇보다 먼저 기획을 정확하고 이해하기 쉽게 매력적으로 표현하는 것이 중요하다. 내용이 정확하지 않으면 기획서는 신뢰를 얻을 수 없다. 또 내용이 아무리 중요해도 사람들이 이해하지 못한다면 그저 휴지 조각에 지나지 않는다.

나) 기획의 체계

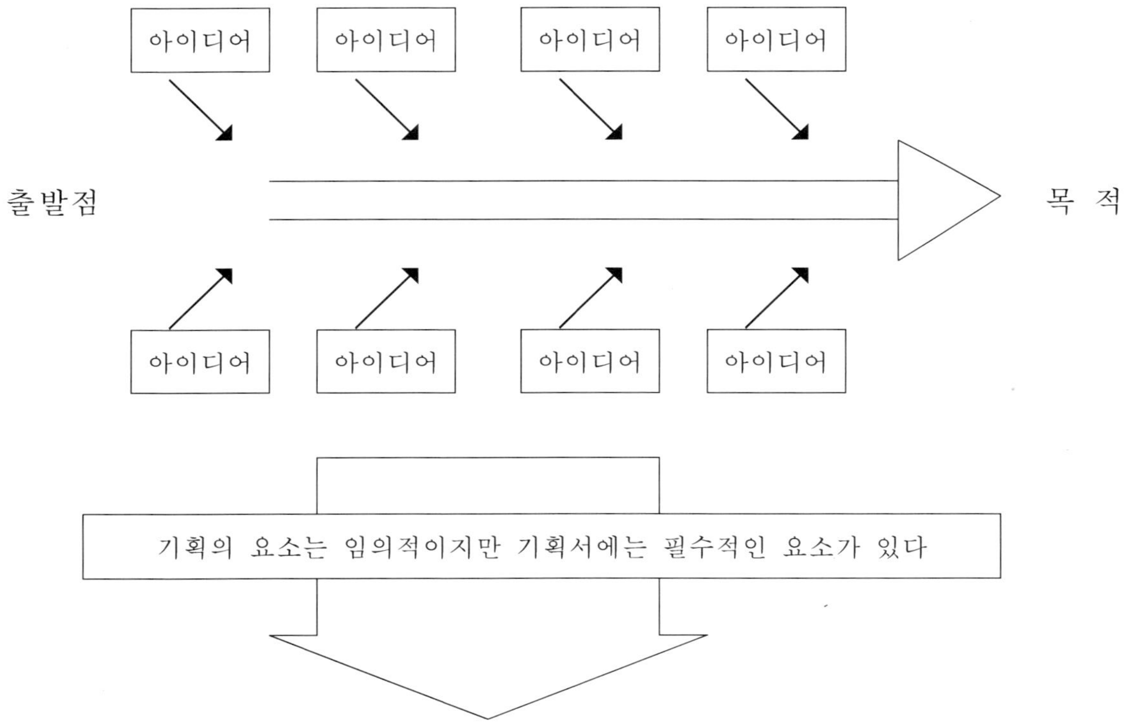

다) 기획서의 체계

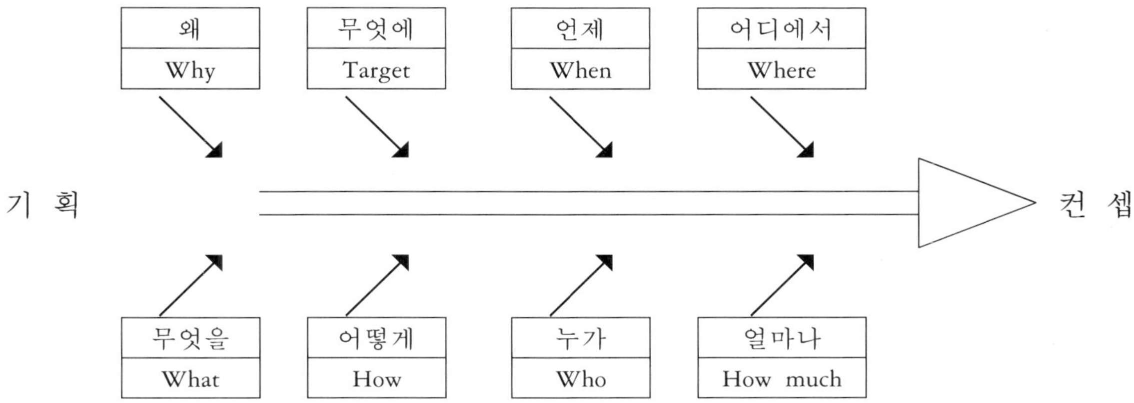

라) 기획서 작성

5W2H1T로 기획의 체계를 명확하게 구체화하는 것이 기획서 작업이다.

초안작성

- 기획을 실행할 경우를 산정하여 부족한 요소를 검토, 추가한다.
- 초안 작성 때 생길 수 있는 문제를 검토하여 해결책을 제시한다.
- 5W 2H 1T에 따라 애매한 부분을 구체화한다.

기획서의 8요소

Why	왜 이 기획을 입안하는가?	이유, 의의, 배경
What	이 기획으로 무엇을 하려 하는가?	기획의 내용
Target	무엇에 대해 이 기획을 실시하는가?	대상,기획의 표적
How	이 기획을 어떻게 추진하려 하는가?	방법, 수단
When	언제 어떠한 일정으로 추진하는가?	실시시기, 기간
Who	누가 하는가?	실행자, 관계자
Where	어디에서 실시하는가?	대상지역, 장소
How much	비용과 이익은 어떠한가?	예산, 이익 계획

기획서의 체계 — 5W2H1T에 따라 애매한 부분을 구체화한다.

① 기획의 문제의식(목적)을 분석한다.
② 기획에 대한 상대의 진의를 탐색한다.
③ 접점(컨셉)을 찾는다.
④ 컨셉에 맞춰 기획을 재검토한다.
⑤ 5W2H1T를 기준으로 컨셉에 부응하는 형태로 기획을 재조립한다.

다) 기획서 샘플

〔 기획서 Sample I 〕

예약 이행율을 높이기 위한 기획안

년 월 일
작성자:

1. 기획목적: 예약환자의 약속 불이행과 체계적이지 못한 예약제도로 인하여 진료 대기시간이 길어지고 고객 불만이 증가함에 따라 효과적인 예약관리 체계를 구축하는데 목적이 있다.

2. 기대효과: 예약시스템의 효과적인 운영으로 예약관리 체계를 잡는다.
진료대기시간이 줄어들어 고객 불만이 감소한다.
고객만족도가 향상되고 병원 이미지 상승효과를 갖는다.

3. 효과적인 예약관리 실행 위한 실무 방안
   1) 모든 진료마다 소요되는 시간을 정의하여 매뉴얼화 한다.
   2) 매뉴얼화 작업 시 모든 사항은 세부화 하여 접점별로 작성한다.
   3) 진료예약 시 진료에 맞는 약속 시간의 단위를 결정하여 실행한다.
   4) 예약일 알림 서비스를 실행한다.
      ① 직접적인 전화통화로 예약 시간을 확인한다.
      ② SMS 문자 전송 서비스를 실시한다.
      ③ 우편물, 엽서를 활용하여 우편 발송한다.
      ④ E-mail 을 활용한다.
   5) 예약이행 협조를 위한 홍보물을 비치한다.

4. 예약관리 실행 시기와 담당자
   1) 실행시기: 2009년 OO월 OO일 * 요일부터 실행한다. (테스트 기간)
   2) 예약관리 실무 담당자:
      매뉴얼 담당- 김00 리셉션 코디네이터, 예약일 알림서비스 담당- 차00 서비스 코디네이터 홍보물 제작 및 비치 담장- 홍00 리셉션 코디네이터
   3) 총 책임자: 전00 실장
   4) 실행장소: OO 병원 예약관리팀

5. 예상되는 비용 책정
   1) SMS 문자 서비스 비용: 20원/1건 *월 평균 환자수
   2) 홍보물 인쇄 비용: 200원/1장 (기본 인쇄 매수에 따른 가격)
   3) 우편물 발송비용: 210/1통 *월 평균 환자수
   4) 예약알림용 카드: 100원/1개 (기본 인쇄 매수에 따른 가격)
   5) Total 비용: ________ 원

〔 기획서 Sample Ⅱ 〕

고객 만족 설문조사를 위한 기획안

년 월 일
작성자:

1. 기획목적: OO병원은 개원 5주년인 올해까지 고객만족 설문조사를 평가하지 않았다. 주변의 동종 계열의 병원이 증가함에 따라 경쟁력을 갖추기 위해 고객만족 조사를 실행하고자 합니다. 이번 조사로 OO 병원의 진료시스템 평가와 전반적인 서비스 평가, 홍보·마케팅 현황에 대한 조사를 실시하여 조사 결과에 따른 개선책을 확립하여 보다 나은 병원으로 거듭나기 위함입니다.

2. 기대효과: 진료시스템의 문제를 파악하여 효과적인 진료시스템으로 개선한다.
   병원과 의료진의 서비스 평가에 의해 서비스의 질을 향상 시킨다.
   우리 병원의 홍보·마케팅 현황을 파악함으로써 홍보방안을 검토, 모색한다.

3. 고객만족 설문조사를 위한 시행 방안
   1) 고객만족 설문조사지 작성 팀을 구성한다.
   2) 설문조사지 항목을 접점 별로 나누어 기획한다.
   3) 고객만족 설문조사 협조를 위한 홍보물을 리셉션 데스크에 비치한다.
   4) 설문조사 후에 통계자료를 그래프로 만든다.
   5) 설문조사에 응해주신 고객에게는 병원 기념 선물(수건)을 준비하여 감사함을 표한다.
   6) 이번 설문조사는 한달 간 시행하며 결과발표는 2009년 O월 OO일 O요일 조회시간에 한다.

4. 예약관리 실행 기간과 담당자
   1) 실행기간 : 2009년 OO월 OO일 O요일 ~ 2009년 OO월 OO일 O요일
   2) 설문조사 담당자 : 주은미 코디네이터, 정인주 코디네이터
   3) 총 책임자 : 김미영 실장
   4) 실행장소 : OO병원 CS팀

5. 예상되는 비용 책정
   1) 홍보물 인쇄 비용 : 1만원 (자체내 작성)
   2) 고객 선물비용 : 1000원/1장
   3) Total 비용 : __________ 원

〔 기획서 양식 〕

의료서비스 개선 계획서

코디네이터	원장
/	/

고객 Needs 분석	
고객 불만요인	
불만원인 분석	
개선 계획안	
개선 활동 전개	
개선 활동 평가	
향후 계획 수립	

3) 실무 문서 모음

〔오전 진료 브리핑 양식 Sample〕

년　　월　　일　　요일　　　　　　　　　　　　결제자 :

어제 칭찬하고 싶은 분은 누구세요?
어제 치료 받은 환자는 이러셨대요!
어제 준비는 어떠했나요?
오늘은 이런 걸 준비해주세요~
내일은 이런 걸 준비해주세요~
전달사항이 있대요.~
생일이에요~

〔 일일 업무표 서식 〕

일일 업무표

년 월 일

담당자 :

시간 별 일정		주요업무 내용	확인	메모
9:00				
9:30				
10:00				
10:30				
11:00				
11:30				
12:00				
점심시간				
1:00				
1:30				
2:00				
2:30				
3:00				
3:30				
4:00				
4:30				
5:00				
5:30				
6:00				
6:30				
7:00				
7:30				
MEMO				

〔 일일 업무 보고양식-오전용 〕

일일 업무 보고서

Dr.	년 월 일
신환보고	1. 김00 님 - 인터넷으로 000 상담 예약 하셨습니다. 10월10일 오전 11시 예약 등록 완료되었습니다.
구환보고	1. 박00 님 - 오늘 오후 2시 30분 000 수술 예약되어 있으십니다.
병원 내 보고사항	· 김00 간호사 off입니다. · 윤00 실장님 감기 몸살로 병가 내셨습니다. · 장00 실장님 아기 돌잔치 저녁 7시 30분에 000 호텔에서 있습니다.

〔 진료예약서식 〕

진료 예약 표

년 월 일 요일

Time	Dr1	Dr2	Dr3	Dr4	신환	비고
10:00						
10:10						
10:20						
10:30						
10:40						
10:50						
11:00						
11:10						
11:20						
11:30						
11:40						
11:50						
12:00						
12:10						
12:20						
12:30	점심시간 휴진					
2:00						
2:10						
2:20						
2:30						
2:40						
2:50						
3:00						
3:10						
3:20						
3:30						
3:40						
3:50						
4:00						
4:10						
4:20						
4:30						
4:40						
4:50						
5:10						
5:20						
5:30						
5:40						
5:50						
6:00						

〔 일일 스케줄 서식 〕

일일 치료 스케줄 보고서 [개별 원장님용]

Dr. 년 월 일 보고자 :

NO	시간	환자명	성별	나이	진단명	치료과정	특이사항
1							
2							
3							
4							
5							
6							
7							
8							
9							
10							
11							
12							
13							
14							
15							
16							
17							
18							

MEMO

〔 일일 결산표 서식 〕

일일 결산표

년 월 일 요일

NO	Dr	차트 NO	고객명	T×(신,구)	진료비		미수금	합계
					현금	카드		
1								
2								
3								
4								
5								
6								
7								
8								
9								
10								
11								
12								
13								
14								
15								
16								
17								
18								
19								

	담당의	총 환자수(초진)	현금	카드	미수	합계
	Dr1					
	Dr2					
	Dr3					
	Dr4					
	총계					

총계	
현금결제액	
카드결제액	
미수금	

〔 업무분석표 서식 〕

업무 분석표

년 월 일 작성자 :

주요업무	세부업무	상세설명	비고

〔 회의 운영 시스템 Sample 〕

· 관리자는 회의 3일전에 각 부서의 장이나 담당자에게 회의 안건제안사항을 사전 검토한다.
· 모든 회의 안건은 회의 시작 2일전에 사전 배포를 한다.
· 회의는 반드시 정시에 시작하여 정시에 마감하도록 한다. (회의시작시간과 마감시간 사전공지)
· 모든 회의 안건에는 타임 매니저를 두고, 타임매니저는 안건발제의 시간 관리를 철저히 하도록 한다.
· 회의 운영은 그날의 안건 발제에 따라 달라질 수 있으며, 반드시 회의록을 작성하여 다음날 회의 결과를 공지하도록 한다.

오전 브리핑
∨ 오전 브리핑은 매일 매일 시행하며, 진료 시작 시간 30분전, 9시 30분에 시작하여 9시 50분에 마감하도록 한다. ∨ 조직원의 생일이나 사적인 중요사건에 대하여 우선 거론한다. ∨ 조직원의 동기부여를 위해 첫 보고는 어제 근무 동안의 칭찬할 직원이 있을 시 적극적으로 칭찬하는 문화를 형성하도록 하고 이를 기록으로 남겨 인사평가에 활용하도록 한다. ∨ 어제 치료 받은 신규고객, 재진 고객 기타 고객 등의 통계 및 특이사항을 팀별로 팀장이 브리핑 하도록 한다. ∨ 어제 신환의 특이사항, 병원을 알게 된 경로 등을 브리핑하여 병원마케팅의 효과를 직접 확인하도록 한다. ∨ 어제 진료 동안의 준비는 어떠했는지를 평가하도록 한다. ∨ 내일 진료 준비사항과 유의사항을 브리핑한다. ∨ 기타 전달사항이 있을 경우 이를 공지하거나 의견을 수렴하도록 한다.
운영자 회의
∨ 진료 팀 별로, 부서별로 주 1회 일정 시간을 정하여 팀 별, 부서별 운영상의 문제점과 개선점, 유의사항, 서비스 개선 등에 관한 회의를 진행한다. ∨ 회의 담당자는 회의 전 회의 안건을 회의 2일전에 관리자에게 보고하고, 조직원들에게 사전 공지하도록 한다. ∨ 회의 안건 게재 자는 누구였으며, 회의 결과는 어떠했는지를 상세히 기재하여 관리자에게 보고하도록 하고, 회의록을 전 직원에게 공지하도록 한다. ∨ 회의 담당자는 병원의 경영방침을 지속적으로 모니터링 하여 경영목표와 비전의 방향성과 일관성이 있도록 회의를 운영하도록 한다.
경영자 회의
∨ 조직의 인사관리, 교육관리, 고객관리 등에 관련된 회의를 지속적으로 운영하도록 한다. ∨ 경영자 회의는 2주에 1회 하도록 하며, 때에 따라 경영층이 아니어도 현장 담당자를 직접 경영자회의에 참여시켜, 현장의 소리를 직접 보고 받을 수 있도록 하며, 현장에서의 애로사항 등을 경영에 반영하도록 한다. ∨ 경영자 회의는 중요안건 발생 시, 위급 상황 시 언제든지 개최될 수 있도록 탄력적으로 운영하도록 한다. ∨ 각 부서의 경영자는 항상 현장의 문제점과 개선안을 발굴하여 경영에 적극 반영할 수 있도록 노력한다. ∨ 경영자 회의 의결은 회의록을 반드시 작성하여 전체 직원에게 공지하도록 한다.

〔회의록 양식 Sample〕

일 시	년 월 일 요일 시 분 ~ 시 분
참가자	참가자와 지각자를 명료히 기재한다. 상습적인 지각자는 벌칙을 만든다.

1. 주요안건

구분	안건내용	운영시간	담당자
주요테마를 크게 구분.	세부내용 기제	토론시간 제한. 타임매니저 지정.	토의 담당자 기재.

2. 오늘의 회의

구분	우선순위	안건내용	담당자	운영기간
주요테마	중요도	오늘의 토론 내용기재	담당자 지정: 책임감 있게 움직이기 위한 시스템입니다.	언제부터 언제까지 완성할 것인지에 대한 날짜를 기재한다.

3. 다음회의 안건〔 년 월 일 요일 시 분〕
사전에 다음회의 안건을 이번 회의 때 규정을 하고, 미리 안건내용을 정리해서 올 수 있도록 한다.

구 분	안 건 내 용	담 당 자

4. 기타 아이디어 및 제안 내용

오늘의 주제와 상관없지만, 언젠가는 해결해야 하는 안건이나 좋은 아이디어가 발생할 경우 따로 정리해서 모아둔다.

구 분	안 건 내 용

5. 회의평가

- 전체 토론의 분위기, 회의 진행방식 등에 관한 여러 가지 개선사항을 적고, 회의를 지속적으로 평가하여 좀더 효율적인 회의가 될 수 있도록 한다.
- 회의가 완전히 끝난 후에 안건의 기안을 잘한 사람, 성의를 가지고 회의를 준비해온 사람, 창의적인 사람 등에 관한 개인의 적극성, 독창성, 창의성 등에 관한 평가를 개별 메모한다.
- 그리하여, 후기 년도 연봉협상을 할 때 인사관리에 참고할 수 있는 주요 자료로 활용하거나, 조직원 인사평가시 활용한다.
- 참고로 회의록은 반드시 작성을 해놓아야 하며, 회의가 끝난 후 3일 이내에 그 결과를 게시판에 공지하도록 한다.
- 회의 중간에 나온 신선한 아이디어들은 개인 아이디어 노트에 모아두고 필요시 활용하도록 한다.

제 10 장
면접 매너와 커리어 관리

1. 취업의 첫 단계, 입사지원서

1) 입사지원서의 중요성

취업을 하기 위해선 여러 가지 자격 요건이 필요하겠지만, 뛰어난 능력의 소유자라 할지라도 자신의 능력을 적절하게 포장하지 못한다면, 자신의 몸값을 제대로 받지 못할 수도 있다. 많은 사람들이 첫인상에 대한 선입견을 가지고 있듯이 첫 느낌이 좋은 입사지원서는 일반적인 지원서보다 인사담당자들의 시선을 끌기 마련이다. 거기에다 동등한 실력을 보유하고 있는 지원자라고 할 경우 두말할 것 없이 성실하고 깔끔하게 이력서를 작성한 사람을 선택하게 되는 것은 인지상정이다.

예를 들어 원무행정 담당 코디네이터를 모집하는데 이력서 하나 제대로 꾸미지 못하는 사람에게 어떻게 병원의 중대한 문서나 차트관리 등을 맡길 수 있겠는가? 이력서 하나 만으로도 연봉 차이가 날 수 있다는 것을 알지 못한다면 경력 관리를 제대로 하고 있는 사람이라고 보기는 어려울 것이다.

자신이 가지고 있는 많은 재능과 능력, 자질도 중요하지만 이를 잘 표현하는 것 또한 매우 중요함을 잊지 말아야 할 것이다.

2) 이력서 작성의 핵심 포인트

우리는 살아가면서 많은 사람을 만나고 그 안에서 소개를 하고 자신에 대해 이야기를 하며 자신을 표현한다. 이와 같이 평소 사람들 사이에서는 유창하게 말을 하던 당신은 왜 성장과정, 자신의 장단점, 좌우명, 사회경험을 글로 옮기는 일에 주저를 하는가? 취업에 첫 관문인 자신의 이력서에서부터 준비되어 있는 인재라는 것을 표현해야한다.

다음의 지원서 샘플을 참고하여 나의 정보를 적어보자.

〈입사지원서 샘플〉

기본인적사항				
성명(국문)		성명(영문)		
성명(한자)		성별		
주민등록번호		지원부문		
주소				
전화번호		E-mail		
휴대폰		보훈대상여부		

학력	재학기간	학교 및 전공	본/분교	졸업	소재지

경력	근무기간	회사명	계약형태	직무내용	사직 사유

자격증	자격 및 면허	취득일	발급기관

인턴/연수	교육과정명/주체기관	교육 기간

컴퓨터능력		
1. PC/인터넷		
2. OA	한글, MS-Word	
	엑셀, 파워포인트	
3. 기타		

신체		
신장	시력	체중
결혼유무	혈액형	종교

가족사항	관계	성명	연령	학력	직업	직장명	동거여부

가) 입사지원서 증명사진의 중요성

입사지원서에서 사진이 차지하는 비율은 높다. 인사담당자가 가장 처음 눈길이 가는 곳이 바로 사진이다. 그리고 내가 준비된 인재라는 것을 한 번에 보여줄 수 있는 점도 바로 증명사진이다. 증명사진은 이력서를 준비함에 있어서 가장 중요한 첫 단계이다.

증명사진을 찍기 전, 여성은 과하지 않은 메이크업과 단정한 헤어스타일로 준비한다. 긴 머리의 지원자는 하나로 단정하게 묶거나, 망핀을 이용하여 연출하고, 짧은 머리카락의 지원자는 깔끔하게 드라이로 정리한다. 그리고 표정은 미소 띤 얼굴로 임하여 자신감과 따뜻한 이미지가 느껴질 수 있도록 표현한다.

사진기술이 발전하면서 사진에 수정 효과를 과하게 넣는 경우가 있다. 이것은 면접에서 마이너스의 효과를 가져 올 수 있으므로 주의해야 한다.

나) 꼼꼼함과 센스로 면접을 잡자

차별화 된 인재를 찾기 마련인 병원으로서는 '짧지만, 분명하게' 자신의 커리어를 드러낸 이력서를 주목한다. 많은 이력서를 받는 경우 몇 십 초 만에 서류 전형의 통과가 판가름 난다. 그렇다면 앞 10줄에서 모든 것이 결정된다고 해도 과언이 아니다. 인사담당자가 한 사람의 이력서에 눈길을 주는 시간은 짧다.

이력서는 크게 기본인적사항, 경력, 자격증 등을 기술하게 되어있다. 예전의 이력서와는 다르게 최근의 입사지원서는 나의 정보를 자세히, 구체적으로 표현하도록 구성되어 있다.

기본인적사항을 꼼꼼하게 적되 주의해야 될 부분이 있다. 많은 지원자들이 실수하는 부분이 지원 부문이다. A병원에서는 상담코디네이터를 채용한다고 했는데 지난번 B병원에 지원했던 리셉션코디네이터라고 적어서 낸다면 채용공고도 꼼꼼하게 보지 못한 지원자가 제출했다고 인식하여 바로 버려지는 이력서가 될 것이다.

연락처도 자신의 개인연락처 이외에 긴급으로 연락을 남길 수 있는 연락처를 추가로 적어둔다면 면접 통보를 놓치는 일은 없을 것이다.

다) 경력과 자격증은 나를 돋보이게 한다.

경력사항을 적을 때에는 학창시절 중 병원 실습경험 또는 단기 업무

였더라도 병원에서 관련된 일을 하였다면 적는 것이 좋다. 그리고 직무내용에서 자신이 지난 사회생활 중 가장 중점적으로 했던 일과, 지원하는 분야에 관련된 일을 했다는 것을 나타내는 것이 좋다. 그러나 2개월 미만의 경험은 성실성에 대해서 부정적인 이미지를 보일 수 있으므로 고려해야 한다.

자격증은 내가 지원하는 업무에 있어서 얼마만큼의 전문성을 갖추었는가를 보여주는 척도이다. 병원서비스코디네이터 과정을 수료하고 자격증을 취득하였다면 교육기간과 자격취득일자, 발급기관을 확인하여 명시하도록 해야 한다.

3) 신입지원자 자기소개서 작성법

신입지원자들이 가장 두렵게 생각하는 것이 자기소개서이다. 자신이 살아온 이야기와 병원에서 환자를 내 가족처럼 살필 수 있다고 자신있게 말은 하는데, 글로 표현하는 것이 서툴다.

성장과정에서 부터 자신의 포부까지 자신의 의지와 열의를 보여주는 자기소개서는 면접 전 자신의 좋은 이미지를 끌어올릴 수 있는 중요한 매개체이다. 성장과정에서는 병원서비스코디네이터에 어떤 계기로 관심을 갖게 되었는지에 대해 중점적으로 표현하는 것이 좋다.

학교생활 및 사회경험에서는 병원으로 지원하기 전 실습 또는 아르바이트를 통해 얻은 지식과 경험을 나타내는 곳이다. 예를 들어 과거에 참여했던 병원실습에 대해 언급할 경우 단어를 선택하는데 있어 '성실히 환자를 위해 일을 했다', '좋은 직원이라고 칭찬을 받았다' 보다는 구체적으로 왜 칭찬을 받았는지 사례를 들어 간략하게 표현하는 것이 좋다.

그리고 병원과 전혀 다른 업종에서 근무한 경력을 적는다면, 예전 직장에 대해서는 성실과 근면한 점을 보여주고, 업무에 대해서 서술하기보다는 병원고객서비스로 병원의 앞서가는 인재가 될 수 있다는 포부를 더 나타내는 것이 좋다.

신입에게는 가장 필요한 부분이 바로 적극성과 포부이다. 경험이 없기 때문에 병원에 신입으로 입사하여 얼마나 성실히 근무할 수 있는가를 보기 때문에 그 부분을 중점적으로 표현하는 것이 적합하다.

모 온라인 리크루팅 업체에서 '호감, 비호감 인상으로 주는 자기소개서 키워드'에 대해 의견을 조사한 결과, 96.6%가 인상을 결정하는 키워드가 있다고 답변하였다. 가장 인상을 받았던 키워드 순으로 창의적(42.9%), 팀워크(39.3%), 자기계발(32.2%)순으로 나타났다. 이 조사에서 보다시피 이제 인재도 성실만 보여주어서는 안된다는 결론이 나온다. 창의성으로 병원에 어떻게 도움을 줄 수 있는지 그리고 병원내의 직원과의 어떻게 화합을 이루어낼 수 있는지에 대해 자기소개서에 표현한다면 훌륭한 자기소개서가 될 것이다.

4) 경력지원자 자기소개서 작성법

경력지원자들은 자기소개서 즉, 경력기술서가 아주 중요한 역할을 한다. 동종업계에서 근무를 하였기 때문에 전문성과 경험에 대해 두드러져 보여야한다.

경력기술서에는 시간 순으로 현재로부터 거슬러 올라가거나, 과거로부터 현재로 내려쓰기 보다는 최근이 있었던 일부터 작성하는 것을 선호한다. 현재 필요로 하는 직종과 가장 근접한 자격을 최근 경력에서 볼 수 있기 때문이다.

그리고 가장 중요한 점은 업무능력이다. 병원에서 경력직을 모집하는 것은 지원자의 경력으로 병원의 이익을 극대화하는 것이 목적이다. 그런 만큼 회사에서 필요로 하는 업무능력을 극대화하여 나타내고, 단순나열식 보다는 전 직장에서의 업무 수치를 구체화하거나 사례를 통해 업무능력에 대한 전문성과 신뢰감을 주어야 한다.

그리고 전 직장에서 자신만의 방법으로 고객관리 및 내부직원 관리 프로그램이 있었다면 그런 내용을 간략히 표현하여 자신의 창의적인 능력까지 보여준다면 금상첨화일 것이다.

5) 입사지원서 & 자기소개서 작성시 주의사항

가) 사소한 실수를 하지 말자.

철자가 틀리거나 오타가 난 경우에는 중요한 이력서를 점검도 해보지 않고 보내는 지원자로 보일 수 있으며 더불어 그의 업무 능력까지 의심받을 수 있다. 그렇기 때문에 불성실하다고 오해가 발생할 수 있으므로 실수하지 않도록 꼼꼼히 점검하는 과정이 반드시 필요하다.

정상적으로 이력서를 보냈는데 받는 사람의 입장에서 파일첨부가 되어있지 않거나, 파일오류로 열리지 않는 경우가 있다. 이럴 경우를 대비해서 본인이 보낸 이력서를 복사본으로 만들어 따로 보관해두거나,

파일속성을 바꾸어서 다른 프로그램에서도 열릴 수 있도록 설정한다. 이메일을 통해 지인에게도 복사본을 저장할 수 있도록 하는 것도 좋은 방법이다.

나) 약어, 속어, 이모티콘 등을 쓰지 않는다.

약어, 속어를 쓰면 언행이 신중하지 못하고 가벼워 보일 수 있다. 지원서도 공문서이므로 약어, 속어, 유행하는 문구 또는 방언들을 사용하지 않았는지 점검하여 가능한 표준어만을 구사하도록 한다. 그리고 간혹 이모티콘(*^^*, ㅠㅠ, ㅋㅋ)등으로 표현하는 사례가 있다. 이것도 지원서를 작성함에 있어서 지양해야할 점이므로 주의해야한다.

다) 메일 전송시, 예의를 갖추자.

인터넷이 발전되면서 이메일로 지원하는 사례가 많아졌다. 인사담당자가 지원메일을 열어 볼 경우, 지원서 파일만 보내져있고 아무런 내용이 없을 때 어떠한 느낌을 받겠는가, 아마 성의와 예의가 없다고 느껴질 것이다.

이메일을 인사담당자가 열어보면서 첫 면접은 시작되었다. 그렇기 때문에 지원인사와 함께 포부와 열의를 간략하게 나타낸다면 좋은 이미지를 남길 것이다.

2. 성공을 부르는 면접 매너

면접에서 우울해 보이는 이미지를 연출하는 것은 일할 의지가 없다는 것과 동일하다. 평소 내성적이고 표현을 잘하지 않는 성격이라면 스스로 벗어날 수 있도록 노력하지 않으면 안 된다.

1) 성공 면접을 부르는 표정&자세 연출

가) 표 정

자신이 면접 볼 차례가 다가올수록 초조해지면서 입술까지 바짝 타들어 간다. 이럴 때일수록 입가에 미소를 띠어보자. 마음이 훨씬 가벼워질 것이다. 이것이 바로 미소의 신비한 힘이다.

면접을 볼 때 표정이 굳어지는 남성이라면 평상시에 의식적으로라도 웃는 연습을 하도록 한다. 연습이라고 해서 어려운 것은 아니다. 우선 아는 사람을 만나면 먼저 웃으면서 인사 해보자. 처음에는 낯설고 어렵겠지만 반복하다 보면 어느새 당신 표정이 밝아질 것이다. 자신 있는 표정으로 면접에 임하면, 마음가짐 또한 달라짐을 느낄 것이다.

면접관을 마주 대했을 때 시선은 상대의 얼굴을 쳐다보아야 한다. 책상이나 바닥을 쳐다보면 면접관은 당신을 자신 없는 사람으로 간주해버리고 만다. 면접관이 여럿이라면 질문을 던진 사람의 눈을 쳐다보면 된다. 면접관이 정면이 아니라 측면에 있다면 얼굴의 각도를 돌려 상대를 정면으로 바라보도록 한다. 그러나 면접관의 눈을 뚫어지게 쳐다보면 지나치게 강한 인상을 주고, 오히려 지나치면 마이너스 이미지를 주므로 눈보다는 이마나 미간을 보도록 한다. 그러면 상대에게 부드러운 인상을 줄 것이다. 평소에 상대의 미간을 쳐다보면서 말하는 습관을 길러두는 것이 좋다.

나) 스피치

면접을 볼 때는 자신의 의견을 시원시원하면서도 자신 있게 말해야 소신 있어 보인다. 목소리가 작으면 소극적으로 보이므로 중저음 톤으로 다소 큰 듯한 느낌을 주도록 얘기하는 것이 좋다. 장소의 크기를 고려해 소리의 크기를 조절할 필요도 있다. 장소가 협소하면 소리를 조금 작게, 넓으면 좀 더 크게 내도록 한다. 말의 속도는 너무 빠르지도 느리지도 않게 한다. 평소 마치 아나운서 시험을 대비하듯 스피치를 연습해 둘 필요가 있다.

질문에 답할 때는 질문이 끝나자마자 바로 답하지 말고 2~3초 정도 생각을 다듬은 후 대답하면 면접관에게 신중하다는 인상을 줄 수 있다.

다) 자세와 걸음걸이

자세는 곧고 걸음걸이는 당당해야 한다. 아무리 맵시나게 옷을 잘 차려 입었더라도 어깨가 구부정하면 어둡고 소극적으로 보여 좋은 이미지를 주지 못한다. 반듯한 자세를 유지하고 팔자걸음을 걷지 않도록 한다.

면접장의 입구에 들어서면 먼저 목례로 가벼운 인사를 하고 면접관 앞쪽으로 걸어가서 똑바로 선 후 45도 정도의 정중 인사를 한 후에 의자에 앉는다.

라) 자세의 주의할 점

면접관과 대화중 몸짓이나 제스처를 지나치게 사용하지 말아야 한다. 특히 여성의 경우 몸짓으로 애교 떠는 모습으로 비추어져 오해의 소지가 생길 수 있다. 그렇기 때문에 적당한 제스처로 신뢰감을 얻도록 해야 한다.

2) 성공 면접을 부르는 용모 복장

가) 남성의 면접 복장

① 패 션

면접복장은 정장으로 준비한다. 정장의 컬러는 진한 남색이나 검정색을 추천한다.

셔츠는 자신의 피부색과 조화를 잘 이루는 톤을 기본 컬러로 한다. 예를 들면 여드름 자국 등으로 피부색이 칙칙하거나 어두우면 흰색 셔츠나 선명한 블루셔츠가 좋고 피부가 뽀얗고 밝으면 아이보리색 계열도 괜찮다.

정장을 입는 것이 익숙하지 않은 사회 초년생에게는 흰색 계열의 셔츠가 가장 코디네이션하기 쉽고 깔끔한 패션 연출에도 그만이다.

넥타이는 디자인이 심플한 솔리드, 스트라이프 무늬나 물방울무늬 등이 적당하다. 면접관에게 깔끔하고 좋은 이미지를 주고 싶다면 흐릿한 색상보다 선명하게 대비된 색상의 타이를 매도록 한다. 빨간색(Deep Red), 와인색, 청색 등의 바탕색에 흰색 스트라이프와 황금색 스트라이프 무늬가 있는 타이를 매는 것이 좋다. 넥타이를 선택할 때 정장의 색상과 얼굴형, 피부톤, 체격을 고려해야하므로 구입시 정장을 입고 넥타이를 구매하는 것이 좋다.

남성이 면접 복장에서 가장 많은 실수를 하는 것이 양말이다. 신입지원자들 중 간혹 발목양말을 신고 정장을 입는 경우가 있다. 발목양말을 착용했을 경우 의자에 착석시 바지 아랫단과 구두사이에 다리발목이 보여 옳지 못한 복장이 연출된다. 그래서 정장용 양말을 착용해야한다. 양말은 바지색 또는 구두와 같은 색이어야 하는데 바지 색보다 약간 짙은 색은 무방하다. 바지에 잘 연결되는 색의 양말이 없다면 검정색 양말을 신으면 검정색 구두와 잘 맞아 매우 세련돼 보인다.

구두는 정장용 구두로 검정색이 이상적이다. 끈이 없는 로퍼 스타일은 지양하는 것이 좋다.

② 헤어스타일

역시 깔끔하고 단정해야 한다. 밝은 색의 헤어 컬러로 부분 브리지나 염색을 했다면 다시 원래의 머리색과 비슷한 색으로 염색을 해주도록 한다. 면접에 임하기 전에 자신의 얼굴형에 어울리는 최상의 헤어스타일을 미리 찾아두는 것이 좋다. 만약 자신의 헤어스타일을 찾기가 힘들다면 헤어전문가의 도움을 받도록 한다.

나) 여성의 면접 복장

① 패 션

투피스 정장이나 바지정장 모두 좋다. 스커트 길이는 무릎 위 5cm가 적당하고 트임이 너무 깊지 않은 것으로 색상은 검정, 감색, 회색, 회갈색 등이 좋다.

바지는 일자바지가 좋은데 단정하고 날씬한 느낌을 주어야 한다. 통이 넓거나 몸에 딱 달라붙는 등 유행에 민감한 스타일은 피하는 게 좋다. 스커트를 입을 때의 스타킹은 불투명한 컬러보다는 피부색보다 한두 단계 어두운 사계절 팬티스타킹으로 색상은 커피색으로 선택한다.

② 헤어스타일

퍼머나 머리 염색 컬러가 지나치게 옅은 갈색은 좋은 이미지를 주지 못한다. 면접이란 외모나 첫인상에 중점을 두므로 지적인 이미지의 깔끔하고 단정한 스타일이 가장 이상적이다. 지적인 이미지를 주는 여자 아나운서의 모습을 눈여겨보고 헤어스타일을 바꾸어 보는 것도 괜찮다. 무스나 스프레이를 지나치게 바르는 것 역시 부자연스럽다.

③ 메이크업

너무 짙게 하는 것도 나쁘지만 맨 얼굴도 좋지 않다. 목과 비슷한 색의 파운데이션을 얼굴 전체에 얇게 펴 바르고 투명 파우더로 잘 눌러준다. 눈 화장은 은은한 갈색 톤이나 또는 분홍빛의 아이섀도를 바르고 선명한 눈동자를 돋보이게 하기 위하여 아이라인을 섬세하게 그려주고 마스카라도 잊지 않는다. 눈썹도 얼굴 형태에 어울리게 그려주면, 얼굴 인상이 한결 깨끗해 보인다. 립스틱 색상은 튀는 색보다는 부드러운 이미지로 보일 수 있는 색상으로 선택한다. 볼 화장은 한 듯 안한 듯 살짝 해주어 혈색을 좋게 표현한다. 포인트 메이크업이 너무 강해지면 표정이 자연스럽게 살아날 수가 없다.

3) 성공 면접실전

가) 성공 면접의 포인트

① 아이 컨텍(Eye Contact), 눈으로 나를 표현하라

취업전문가들이 면접을 맞선 나가는 것처럼 준비하라고 말을 한다. 보통 맞선을 나가면 상대방을 관찰하고 눈을 맞추고, 서로간의 공통점을 찾아간다. 이때 미소는 필수이다. 딱딱하게 굳은 표정은 상대가 마음에 들지 않는다는 오해를 불러일으킬 소지가 있기 때문이다. 면접도 마찬가지이다. 미소가 가득한 얼굴로 아이 컨텍을 해야 한다. 면접관이 함께 대화에 집중을 하고 있다고 느껴야한다. 우리병원에서는 어떤 인재를 원하는지 어떤 관점에서 일을 해야 하는지에 대해 질문을 주고받으며 지원자의 성향, 면접관의 성향을 공유한다. 센스 있고, 활발한 지원자를 좋아하는지, 꼼꼼하고 믿음직한 지원자를 좋아하는지를 파악하는 것도 중요하다. 쉽고 당연한 이야기이지만 잘 안되는 사람이 의외로 많다. 이를 보완하려면 아이컨텍 부터 시작하자.

② 스토리텔러가 되자

내가 부각되기 위해서는 여러 지원자들 사이에서 "다름"을 보여주어야 한다. 면접관의 질문핵심을 파악하고, 이를 실제 내가 경험한 사례를 접목하여 설명하면 효과가 크다. 즉, 스토리텔러로 변모하여 면접상의 대화를 내가 이끌어야한다. 내가 겪은 경험을 이야기함으로써 면접관의 관심을 집중시킬 수 있고, 자동으로 답변의 근거도 되기 때문에 말에 힘이 실리게 된다. 예를 들어 "저는 사교성이 좋고, 사람들과 쉽게 친해지는 성격이기 때문에 환자분들은 제 가족처럼 모실 수 있습니다."라고 하는 것보다 "대학시절 병원 실습하는 기간 동안 만나는 모든 직원분들과 환자분들께 인사를 하였습니다. 그렇게 하다 보니 저를 기억하고 다시 찾아오시는 환자분들도 계셔서 진정한 고객으로 만들 수 있었습니다."라고 이야기하는 것이 더 와 닿는다.

③ 면접은 대화이다.

'면접'이라는 단어를 떠올리면 면접관이 질문하고 이에 대답하는 장면을 떠올린다. 하지만 면접은 질문에 대한 답만 하는 자리가 아니다. 서로 대화하는 자리이다. 묻는 질문에 단답으로 답변만하는 지원자는 수동적으로 보일 수 있다. 유연한 사고, 부드러운 자세로 서로 대화한

다는 마음가짐으로 임하는 것이 바람직하다.

잘 모르는 질문이 나오면 "모른다"고 솔직히 답변하는 것도 괜찮다. 그렇다고 면접관이 질문하는 것처럼 질문을 하라는 것은 아니다. 직접적으로 연봉 또는 퇴근 시간 등에 대해 묻는 것은 지양해야한다.

자신감 있으면서도 유연하게 면접에서 임한다면 면접관에게 좋은 인상을 심어줄 수 있다.

나) 면접 기출 질문 예시

1) 저희 병원을 지원한 특별한 이유는?
2) 저희 병원의 이미지를 말해 보세요.
3) 병원 선택 시 중요하게 생각하는 것은 무엇인가?
4) 병원의 이미지를 바꾸고 싶은데 할 수 있겠는가?
5) 기존의 병원 직원들과 친해질 수 있겠는가?
6) 병원에서 싫은 사람과 함께 계속 근무하게 될 경우 어떻게 하겠는가?
7) 직장에서 상사가 싫은 일만 시켰을 경우 어떻게 하겠는가?
8) 평일에 쉬고 일요일에 근무해야 하는데 할 수 있겠는가?
9) 경우에 따라 시간외 근무 및 휴일 출근을 하지 않으면 안 되는 경우가 있을지 모르는데 어떻게 생각 하는가?
10) 생각했던 것과는 달리 허드레 일을 할 수도 있는데 가능한가?
11) 입사 3개월 동안 수습으로 급여의 80%만 지급이 되는데 괜찮은가?
12) 급여는 어느 정도를 원하는가?
13) 코디네이터는 어떤 업무를 하는 사람인가? (3가지 정도)
14) 자신을 간단히 소개해 보라.
15) 본인의 특기는 무엇인가?
16) 자신의 장점과 단점에 대해 말해보라.
17) 자신에게 가장 큰 영향을 준 사람이 있다면 누구인가?
18) 말주변이 있는 편인가? (상담이 가능한가?)
19) 비 의료인인데 병원 일을 할 수 있겠는가?
20) 병원과 집의 거리가 먼데 출·퇴근이 가능하겠는가?
21) 남자 친구는 있는가?
22) 왜 결혼을 아직 하지 않았는가?
23) 결혼을 한다면 언제쯤 계획을 잡고 있는가?
24) 메이크업을 세련되게 해야 하는데 할 수 있겠는가?
25) 병원 이미지 때문에 성형수술을 권하고 싶은데 할 수 있겠는가?

3. 전문가로서의 커리어 관리

1) 커리어의 이해

커리어란 한사람의 일생 동안 펼쳐지는 직무와 관련된 경험이나 활동의 패턴이다. 직장내에서의 구체적인 직책이나 직무가 될 수도 있고, 이밖에 업무와 관련된 모든 것에 대한 개인의 주관적인 해석까지도 커리어의 정의에 포함시킬 수 있다.

즉, 커리어 관리를 잘 한다는 것은 본인의 적성과 재능의 공통분모 영역에서 명확한 비전과 목표에 따라 전략적으로 움직이며, 특히 프로젝트나 깊이 있는 직무 경험을 통해 점차 경쟁력 있는 역량을 개발해 가면서 본인 스스로의 브랜드파워를 갖춰 시장에서의 생존지수와 가치를 지속적으로 높이는 것이다.

그리고 자신의 커리어에 대해 책임 있는 사람은 다른 사람이 아닌 바로 당신 자신임을 명심하고 자신의 커리어에 책임을 져야 한다. 따라서 자신의 목표나 인생의 목적이 무엇인지를 상기하고, 자신이 소유하고 있는 자원들을 적절하게 배치하고 관리해 나가는 관리자의 역할을 충실히 이행해야 하는 것이다.

다음의 커리어 자가진단을 통해서 현재 나의 커리어 관리에 대해서 생각을 해보자

커리어 관리 자가진단

번호	자가진단 질문	매우 그렇다	그렇다	보통이다	그렇지 않다	전혀 그렇지 않다
		5점	4점	3점	2점	1점
1	내 커리어의 방향과 삶의 목적은 명확하다.					
2	나 자신을 위한 목표를 세우는 것이 쉽다.					
3	나는 일반적으로 내가 세운 목표를 달성한다.					
4	문제를 부딪쳤을 때 해결하고자 하는 의지가 샘솟는다.					
5	직급별로 자기 계발의 포인트가 다르다는 것을 알고 있다.					
6	6개월 만에 한 번씩 나의 커리어상태를 진단하고 이력서를 업데이트 한다.					
7	나만의 업무 노하우가 무엇인지 명확하게 말할 수 있다.					
8	내 생활에 변화를 주기로 결정하면 미루거나 핑계 대지 않고 마음먹은 대로 진행한다.					
9	나는 변화를 긍정적인 기회로 받아들인다.					
10	업무와 관련된 학습을 실천하고 있다.					
11	내가 하고자 하는(혹은 하고 있는) 커리어분야에 대해 정확하게 알고 있다.					
12	나는 내 일의 어떤 부분이 내게 의욕을 느끼게 하는지 알고 있으며, 그 부분들은 내가 직업을 선택하는 기준이 된다.					
13	내가 속한 업계의 시장상황을 큰 그림으로 그릴 수 있다.					
14	내부적인 욕구가 내 일을 통해 성취되고 있다.					
15	나는 내 직업에서 수행하는 거의 모든 직무들을 즐긴다.					
16	내 직업은 내가 그 일을 함으로써 개인적인 목표를 이루고, 개인적 가치를 만족 시킬 수 있도록 도와준다.					

- 커리어 관리 자가진단 결과 -

• 63점 이상 〈 고수형 〉

자신의 커리어 목표가 분명하고, 이를 위해 매진하고 있다. 어떻게 하면 더 즐겁게 일하고 발전해 나갈지 고민하면서 자신의 커리어를 적극적으로 관리해 나가고 있는 중이며 업계에 대한 시장상황을 빠르게 파악할 수 있는 정보력도 갖추고 있다.

▲ 전략 point : 앞으로도 자신이 세운 목표에 따른 전략과 전술을 꾸준히 실천해 나간다면 충분히 성공적인 미래를 만들어 나갈 수 있다.

• 45점 이상~ 62점 이하 〈 발전형 〉

직장생활을 열심히 해나가고 있으며 발전하고자 하는 욕심도 있는 편이다. 하지만 자신의 커리어관리에 대해 2%가 부족하다고 생각하고 있으며, 그 때문에 자신감이 부족한 측면이 있다. 커리어에 대한 관심이 높은 데 비해 실천이 따르지 못해 스트레스를 받을 때도 있을 것이다.

▲ 전략 point : 좀 더 자신감을 갖고 업무에서 자신만의 노하우를 만들어 나갈 수 있도록 노력해야 한다.

• 27점 이상~44점 이하 〈 초보형 〉

아직 자신의 일에서 만족스런 성과를 경험해 보지 못했을 것이며 또한 변화를 두려워하고 있을 가능성이 크다. 더 늦기 전에 구체적인 목표와 전략을 수립하여 실천할 필요가 있다. 이를 위해 자신의 업무 영역을 꼼꼼히 살펴보고 업무 수행에 있어서의 장점과 약점을 찾아보면, 자신이 실천해야 할 부분들을 찾을 수 있을 것이다.

▲ 전략 point : 목표가 있다 해도 전략과 방안이 중요하다. 계획을 꼼꼼히 세워 실천력을 높여야 한다.

• 26점 이하 〈 무지형 〉

커리어 관리에 대해 무지한 상태. 주어진 업무를 해내는 데도 지쳐 있다. 장기적인 관점에서 자신이 이루고자 하는 커리어 비전이나 목표가 부적한 점이 문제다.

▲ 전략 point : 지금 당장 자신의 직장생활을 검토해보고 5년 후, 10년 후 자신의 모습을 그려보자. 커리어를 관리해 나가는 것이 중요하다는 마인드부터 갖추는 것이 절실히 필요하다.

2) 커리어관리에 필요한 요인

이 세상에 똑같은 사람은 단 한 사람도 없기 때문에 커리어를 쌓고 인생을 살아가는 방식이 동일한 사람은 아무도 없다. 개인이 자신을 이해하고 자신과 병원간의 상호이해를 추구하면서 진정한 자신의 경력 개발 방향을 생각함으로 원하는 경력을 얻을 수 있다. 자신만의 커리어를 관리하는데 필요한 요인들은 다음과 같다.

가) 자기 평가

자기평가란 자신의 현재 상황과 앞으로 기대하는 상황, 동기와 목적, 기회나 도전, 장애가 될 요인과 이용 가능한 자원 등에 대하여 평가를 내리는 일련의 과정을 말한다. 자기평가 과정을 통해 자신이 중요하게 생각하는 가치와 목표, 재능과 기술, 특기 등에 대해 명확하게 알게 된다. 이렇게 파악된 사항을 바탕으로 미래의 진로나 커리어를 설정하게 되면 자신에게 가장 적합한 것을 선택하게 될 가능성이 매우 높다.

나) 과거로부터 배워라.

사람들은 일반적으로 자신의 삶에 있어 결과가 좋았던 것만을 받아들이고 학습하려는 경향이 있다. 하지만 과거의 잘못된 결정을 인정하고 그로부터 교훈을 얻고 변화를 모색할 때 새로운 모습으로 미래로 나갈 수 있다.

다) 새로운 기술과 경험을 습득하라.

워크샾이나 기업체나 산업체에서 주관하는 세미나, 여러 가지 실행 프로그램, 코칭, 멘토링 프로그램 등에 참가해 새로운 기술과 경험을 쌓는다. 이 외에도 책을 읽거나 자신이 형성한 네트워킹을 통해서도 학습이 가능하다. 일반적으로 매년 워크샾이나 훈련코스와 같은 공식적인 학습활동에 최소한 하나이상 참가하는 것이 바람직하다.

라) 돈에 관한 균형 잡힌 사고를 가져라.

돈이 모든 것을 충족시켜 줄 수 없다는 사실은 금전적 보상이 직업만족의 요인이 아니라는 것을 보여주는 많은 연구들에 의해 밝혀졌다.

예를 들면 2002년에 MBA 출신들을 대상으로 조사한 WetFeet Press사의 조사 결과는 그들이 대인관계나 지적 자극, 커리어의 확장기회, 권한 등을 돈보다 훨씬 더 중요하게 생각하는 것으로 나타났다. 직업을 가지려는 사람들에 있어서 금전적인 보상은 상위 5위 내지 10위의 중요 요인들 중 하나이긴 하지만, 결코 3위안에 들지 않는 것으로 조사되었다. 돈은 중요하긴 하지만 가장 중요한 것은 아니다.

마) 사람을 소중하게 생각하라.

다각적인 인적 네트워크를 구축하라. 삶에서 만나는 사람들을 잘 활용하고 또 그들에게 도움을 제공하라. 조직내에 있는 동료들과의 네트워킹은 새로운 조직환경에 익숙해지도록 도움을 주고, 새로운 기회를 습득할 수 있는 기회를 제공하는 동시에 조직의 활동이나 목적과 관련된 최근의 정보를 얻을 수 있도록 해준다. 조직 바깥에 있는 사람들과의 네트워킹은 최근산업의 동향이나 이슈가 무엇인지 알 수 있도록 해주며 가장 좋은 업무방법을 배울 수 있는 기회를 제공하기도 한다.

바) 지금 당장 계획을 세워라.

하버드와 예일대 심리한연구소가 노년에 가정적, 사회적으로 성공한 사람을 찾아 공통점을 찾아봤더니 상위 3%는 인생계획표를 문서로 작성한 사람들이었고, 그다음 10%는 뚜렷한 목적과 방향을 머릿속에만 가지고 있었고, 중간의 60%는 6개월에서 1년의 단기계획만 가진 사람들이었고, 하위 10%는 아무계획 없이 하루하루를 살아가는 사람들이었다는 결과가 있다. 이렇듯 인생의 로드맵은 어려운 상황을 뚫고 나갈 계획을 성공적으로 달성하는데 도움을 준다.

3) 연차별 경력관리

경력에 따라 업무, 역할, 습득되는 능력, 찾아오는 고민 등이 달라진다. 경력에 따르는 일반적인 현황과 기준을 이해하고, 부족한 점은 보충하려는 노력이 필요하다. 각 연차별로 반드시 따져볼 사항들을 체크하자.

가) 2년차 이하. 기본을 마음에 새기자

실업대란을 뚫고 힘겹게 입사한 사회초년생. 업무에 배치되어 새로운 업무를 배운다. 병원내 상사와 동료 등 새로운 사람들과 새로운 조직체계에 적응하는 데에도 힘을 써야 한다.

낯선 임무와 환경에 적응하느라 바쁜 가운데 3개월, 6개월, 9개월째 찾아온다는 3.6.9 슬럼프가 찾아온다. 그런 가운데 1년이라는 시간이 금세 지나간다.

그리고 이 시기에는 과연 이 회사를 선택한 것이 잘한 일일까?, 내가 고작 이런 일을 하려고 힘들게 직장에 들어왔나?, 내 적성에 맞지 않는 건 아닐까?, 맞지 않는다면 한시라도 빨리 다른 직장을 구해야 하지 않을까 등 자신의 적성과 실제 직장에서의 역할에 대한 차이 때문에 갈등한다. 또 직장상사와 동료간의 트러블도 갈등의 원인이다.

이를 극복하기 위해서는 우선 자신이 일하고 있는 병원의 비전과 문화, 맡은 직무가 자신의 목표와 가치관에 상응하는지 따져본다. 이들이 크게 다른 경우가 아니라면 더욱 열심히 기본을 쌓자. 전문가들도 한 직장에서 최소 3년은 일해야 기본이 쌓인다고 이야기한다.

직장에 대한 환상과 현실의 차이를 인정하고 주변선배 또는 전문가와 상담하는 것이 좋다.

나) 3년차. 자신을 개발하라

한 직장에서 3년 정도 일을 했다면 상사가 시키는 일만 처리하던 초년생 때와는 달리 자신이 알아서 주도적으로 일을 하게 된다. 병원에 돌아가는 사정도 잘 알고, 업무처리도 능숙해져 요령까지 부릴 수 있는 단계가 된다. 상사와 후배와의 관계에서도 적당히 타협과 조화를 이루며 자신의 실속을 챙기는 노하우도 생긴다.

반복되는 업무에 지겨움을 느껴 매너리즘에 빠지게 된다. 일에 대한 성취감보다는 더 이상 배울 것이 없다는 생각이 들고 도리어 자신이 쌓아온 커리어에 대한 의문이 든다. '이 회사에 평생 눌러앉아 똑같은 일만 하는 건 아닐까?', '다른 곳에 가면 더 잘할 수 있지 않을까?', '더 즐겁고 멋진 일을 해야 되는 건 아닐까?' 등의 생각으로 불안해진다.

이직은 아직 이르지만 필요하다면 진지하게 생각해본다. 그렇지 않다면 여유시간을 잘 활용하여 자기계발에 힘쓰는 것이 필요하다. 최근 국제의료관광이 각광받고 있다. 이에 대비하여 영어는 물론 제2외국어를 습득하자. 일을 하면서 직무에 관해 전문적인 지식이 필요하다고 느꼈다면 서비스 강사과정을 통해 서비스전문가로 공부하거나 대학을 통해 좀 더 의료에 대한 전문지식도 쌓고, 인맥도 쌓을 것을 추천한다.

다) 5~7년차. 전문성은 커리어관리의 핵심이다.

경력 5년차 정도 되면 회사에서 능력을 인정받는 실무자의 위치에 서게 된다. 평생직장의 개념이 사라져버린 지금, 커리어의 황금기에 연봉의 상승을 기대하며 이직을 하거나 또는 더 늦기 전에 전직을 준비하는 사람들이 많다. 병원 내에서의 역할이 커진 만큼 가정에서도 역할이 커지는 시기라 책임감이 무거워진다.

최근 경력직 선호도가 높아지면서 높은 연봉과 자기계발을 위해 이직을 해야겠다는 생각이 많이 든다. 그러나 한편으로는 잘 다니는 회사를 내팽겨 치고 괜히 후회하는 건 아닐까 하는 걱정도 앞선다.

무엇보다도 전문성을 업그레이드하는 것이 중요하다. 수시로 정보를 업데이트하고 공부하여 업무 지식에 능통해야 한다. 다양한 모임에 참석하는 것도 중요하다. 폭넓은 정보를 얻을 수 있으며 여기서 얻게 되는 인맥은 현재 또는 미래의 이직이나 전직에도 도움을 줄 것이기 때문이다.

라) 10년차. 리더십을 실행하라.

보통 10년차쯤 되면 관리자급이 되는 시기이다. 많은 후배직원들을 관리하게 되고 어느 정도의 결재권도 갖게 된다.

관리자가 되어 업무에 대한 역할이 바뀌면서 역할 혼동이 찾아오고, 부하직원들과 부딪히는 일이 많아진다. 아직 경제가 불안한데 퇴직을 당하는 건 아닐까? 등 퇴직과 미래에 대한 불안감이 몰려온다.

자신의 경력도 중요하지만 부하직원의 역량이 곧 자신의 능력을 대변하는 시기이다. 부하직원들의 경력, 인사관리에 신경 써야 한다. 평소에 쌓아놓은 인맥관리를 더욱 두텁게 하는 것이 좋다.

참 고 문 헌

고객만족경영, 김준호, 무역경영사, 2007
서비스마케팅, 이상환 외, 삼영사, 2006
고객만족을 위한 서비스 경영론, 임종만 외, 2003.
전략적 고객관계관리, 권금택, 대명, 2005
병원코디네이터 실무, 권정선 외, 한국보건의료교육센터, 2007
병원서비스코디네이터, 윤영아 외, 현문사, 2003
매경이코노미, 2008
매너와 이미지메이킹, 이동희 외, 형설출판사, 2005
전문가로 우뚝 선다! 병원코디네이터, 김정아 외, 군자출판사, 2006
감성으로 다가서는 병원서비스, 김정미, 현문사, 2006
병원코디네이터, 박종선 외, 현문사, 2008
병원인적자원관리, 원융희, 대학서림 , 2002
인간관계론, 데일카네기, 씨앗을뿌리는사람, 2004
평생 커리어 성공 전략, 한준기, 국일미디어, 2007
나만의 커리어를 디자인 하라, 카렌O.도우드, 시아출판사, 2004
병의원 서비스교육이 내부고객만족과 내부마케팅에 미치는 영향, 최영임, 2007
한방병원고객의 e-CRM 서비스 중요도 인식이 고객만족에 미치는 영향, 조경배, 2006
고객만족을 위한 내부마케팅 연구, 박종진, 2006
서비스교육훈련이 교육성과와 서비스품질에 미치는 영향, 고선희, 2008

■ 저자소개

박 정 민

현.대구공업대학 호텔항공관광과 교수

석세스이미지컨설팅 원장

경북대 경영학 마케팅 석사

한국서비스진흥협회 병원코디네이터 출제위원

경북대 평생교육원 병원코디네이터과정 주임교수

진주보건대 평생교육원 병원코디네이터과정 주임교수

경북대 평생교육원 이미지메이킹과정 주임교수

한국 이미지메이킹학회 이미지컨설턴트

병원코디네이터

초 판 발 행 / 2009년 2월 19일
수정판 발 행 / 2010년 2월 11일
수정 4쇄 발행 / 2013년 1월 25일

지은이 / 박 정 민
펴낸이 / 이 승 엽
펴낸곳 / 도서출판 **정림사**
700-809
대구광역시 중구 동덕로 52-8
대표전화 · (053) 424-1661
팩시밀리 · (053) 424-1665

ISBN 978-89-6064-026-9 93510

〈값13,000원〉